男性养生
光阴药膳

NANXING ·············· YANGSHENG

GUANGYIN ·············· YAOSHAN

周青 ◎ 主编

U0332064

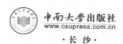

中南大学出版社
www.csupress.com.cn

·长沙·

图书在版编目(CIP)数据

男性养生光阴药膳 / 周青主编. —长沙：中南大学出版社，2021.11

ISBN 978-7-5487-2360-8

Ⅰ. ①男… Ⅱ. ①周… Ⅲ. ①男性—养生(中医)②男性—食物养生—食谱 Ⅳ. ①R212②R247.1③TS972.161

中国版本图书馆 CIP 数据核字(2021)第 097725 号

男性养生光阴药膳
NANXING YANGSHENG GUANGYIN YAOSHAN

主编 周 青

□责任编辑　陈海波　王雁芳
□责任印制　唐　曦
□出版发行　中南大学出版社
　　　　　　社址：长沙市麓山南路　　　　邮编：410083
　　　　　　发行科电话：0731-88876770　传真：0731-88710482
□印　　装　湖南鑫成印刷有限公司

□开　　本　880 mm×1230 mm 1/32　□印张 6.75　□字数 176 千字
□版　　次　2021 年 11 月第 1 版　□印次 2021 年 11 月第 1 次印刷
□书　　号　ISBN 978-7-5487-2360-8
□定　　价　48.00 元

《男性养生光阴药膳》编委会

主　编　周　青

副主编　贺慧娥　舒　译　周　兴

参　编（以姓氏拼音为序）

陈铮甲　符方智　高瑞松　黄甜甜

李仙福　林群芳　林丰夏　龙　衍

罗新筠　闵　杰　任　杰　王　彪

王钦正　谢雨宏　熊　伟　易　岚

游旭军　张仲楠　周万友　朱治亚

序言 Preface

　　中医药膳是在中医药理论指导下，根据保健、强身、延年、美容、治疗的需要，将中药与有药用价值的食物相配伍，采用我国独特的饮食烹调技术，结合现代科学方法制成的具有一定色、香、味、形、效的美味食品。

　　中医药膳是祖国医药学宝库的一份珍贵遗产，中医药膳食疗理论与实践在民族的繁衍生息中一直起着重要作用，其历史悠久，源远流长。我国现存第一部中医药理论专著《黄帝内经》载方13首，即包括药膳方6首，开创了药膳治疗学的先河。近年来，随着人民生活水平和保健水平的提高，越来越多的人对药膳产生了浓厚的兴趣，同时，中医"治未病"理论逐渐深入人心。2013年，国家中医药管理局发布

《国家中医药管理局办公室关于印发"治未病"健康工程实施方案的通知》《国家中医药管理局关于积极发展中医预防保健服务的实施意见》《中医预防保健(治未病)服务科技创新纲要(2013—2020年)》等重要文件,标志着我国全面启动中医"治未病"之中医预防保健和康复能力项目工程。中医药膳作为一种具有独特色、香、味、形、效的膳食,既能满足人们对美食的追求,同时又能发挥养生保健、强身健体、辅助疾病防治及促进机体康复等重要作用,在中医"治未病"过程中发挥着举足轻重的作用。药膳"寓药于食",在日常膳饮中对机体进行调治,老百姓接受度极高,适用人群极其广泛。

男性疾病是目前发病率逐年升高的一种疾病,不但给男性带来身心上的痛苦,且严重影响家庭的和谐。男性病多病程缠绵,因此在治疗上除了药物治疗之外,生活方式的干预同样非常重要,其中药膳就是非常好的切入点,可以将疾病干预融入日常饮食,易于坚持。

周青教授的这本著作有几大特色:第一,根据四季的分类,对男性养生不同季节都有丰富的膳食食谱推荐,并且在每个药膳食谱后面都有针对主要食材和机理的一段点评。第二,本书药膳的做菜思路主要源自各大烹饪视频,并参考了大量视频网站中现在较为流行的做菜的方式,内容较为新颖,符合当代人对做菜和食谱的口味。第三,本书所选药膳方简单易行,实用性较强,食材也是生活中较为常见的,有利于读者将书中的方法付诸实践。第四,本书所选用的药膳方根据季节的不同，选择了一些当季男性常出现的疾病或亚健康状态来干预调治，普适性较强，广大男性读者都可以从中选用到适合自己的药膳方。

此外，本书的语言风格通俗易懂，幽默风趣，既保持了专业知识的严谨性，又兼顾了文字的可读性。将中医学的基本原理和养生知识以普通大众喜闻乐见的风格呈现出来，增强了本书的可读性。与其他同类著作相比，本书更易于理解，并更具有新时代的风格，有利于男性药膳养生知识的普及推广。

科普宣传工作是每一个医药工作者的重要服务内容，要想将中医药的养生知识更加高效地传播给大众，确实需要深厚的专业知识和良好的表达能力。本书在中医药科普作品中可称优品，值得广大中医药工作者来品评借鉴。

如今书稿已成即将付梓，邀我作序，有感于作者在男科养生领域的辛勤耕耘和新书重要的科普教育意义，欣然应之。

何清湖

2021 年 5 月 26 日

前言 *Foreword*

　　饮食，是人们生活中不可或缺的部分，而在中医领域里，饮食忌宜对老百姓来说算是耳熟能详的内容了。在中医门诊，我们经常会碰到这样一类患者，他们经常会问中医师们在服药期间需要如何忌口，或者问中医师们该怎么吃才对疾病的恢复有帮助……而这些问题虽然常见，但多数医务工作者工作任务较重，在面对大量来询问的患者时往往应接不暇。若能有一本专门讲述食物特点的书籍供患者查阅并选择适合自己的食物，于医于患都可省时省力。

　　中国古代有食医、疾医、疡医、兽医之分，食医排在最前，这说明古人对食物的重视程度很高，也证明了古人对食物特性研究的时间较早。在较多的古代本草相关的典籍中，便有大量关于食物药性的记载，根据这些药性人们也发明了大量的菜品，这些菜品影响了大量的人。自丝绸之路开辟以来，我国对外交流日渐频繁，各路人士也来到我国交流，他们不仅带来了当地的财宝，还带来了当地的食材。随着食材种类的丰富，一道又一道美味佳肴在历史的长河中向我国人民涌来。面对这些美食，各路医家也大显神通，让这些异域所来之物被赋予了药性。因此，大量的食物被赋予药性之后，便衍生出了众多药膳。

如今，药膳成了我国饮食界的一大特色，市面上大量食物也因其性味归经以及特别的功效而被商家宣传，这为药膳的传播提供了基础。在我国，大部分人是愿意接受药膳的。在中医师门诊中多能听见"忌口""发物"等词汇。其中最有趣的关于药膳的段子便是——无论某种生物在进行生物入侵时有多厉害，只要敢来中国，而且被宣传有补肾的功效，那么这种入侵的生物就铁定蹦跶不起来。这也从侧面证明了一点——在我国，药膳具有强大生命力。

药膳作为中医师对患者进行方药或灸刺甚至手术治疗后的一个补充，对患者疾病的恢复以及对未发之病的预防均有重要战略意义。在一定程度上，药膳可以促进患者已发之病的恢复，还可防微杜渐，让人们避免发作某些疾病。

饮食是人们生活中重要的部分，长期优良的饮食习惯能让人生活得更健康，而长期不良的饮食习惯会导致疾病，故而饮食偏嗜在中医理论中也是重要的病因之一。正因为饮食对人的影响是长远的，所以在临床的治疗中，我们不得不重视饮食对患者带来的影响。

　　如今，男性专科疾病的发病率明显较前升高。一方面可归咎于男性的压力增大以及对高质量生活的需求；另一方面则需考虑人们的饮食以及生活习惯；而男性在社会和家庭中身份的变化也是不得不考虑的因素。与此同时，还需要了解现代人的生活节奏，根据现代男性的身体状态有针对性地对男性进行膳食指导。当今男性压力较大，心理负担较重，在了解核心病机的同时，大多需要贯穿调情志的思想进行施膳施治。针对大多数男性的不良习惯，如熬夜、久坐、纵欲等，还需要适当对众多男性进行调补，可从饮食起居方面进行适当调补，在此，药膳便能有针对性地发挥重要作用。药膳有三大特点：一来，药膳的药力较汤药缓和，适合长期食用，使得众多男性愿意接受这样的调护；二来，药膳可让人防微杜渐，让男性了解身体出现异常时该选用哪些食材进行纠偏；三来，药膳在受众上有较好的群众基础，患者们愿意听医生进行膳食指导，在药物、食物并进的情况下，既可使病程缩短，还能拉近医生与患者的距离。但因医生在临床上工作过于繁忙，在面对如长龙般的患者队伍时往往应接不暇，为此，我们编著了这样一本关于男性调护的药膳书籍以供患者阅读、与同行交流。本书参考了大量食材的药性，并对每一道药膳进行了说明，旨在让患者大概了解一些食物或菜品的药性，从而使其在食物或药膳的选择上不盲目。通过阅读本书，患者们也能适当了解自己的身体状态，从而让自己更健康地"吃"，以冀间接缓解临床医生的压力。

本书为广大男性提供了可以检索并学习做菜的参考，大部分药膳简便易做，并在每一道药膳都标明了其功效及适用人群，方便读者查阅。同时，本书以四季为分类法，将四季适合制作的部分药膳提供给广大男性，使男性朋友们按季节选择适合自己的药膳。

本书药膳由湖南中医药大学杏林餐厅刘晓峰主厨制作，做菜思路主要源自刘晓峰主厨以及各大烹饪视频，并参考了B站（哔哩哔哩）美食作家做菜的方式，在此特别感谢美食作家王刚、我是王一刀、杰儿美食、一人厨、最美家常菜、御厨流浪记、大师的菜、品诺美食8位美食作家给本书药膳提供制作思路。

本书虽考校了部分食材的药性，并参考了大量美食制作视频，但仍有不足，主要体现在菜品的数目和一些食材药性的争议性以及部分菜品的实践上。在以后的作品中，我们会不断对这些问题进行改正。如有宝贵意见，恳请大家批评指正。

周 青

2021 年 4 月于长沙

目录
Contents

男性养生先阴药膳

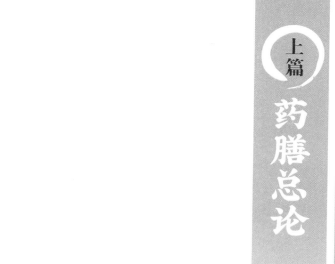

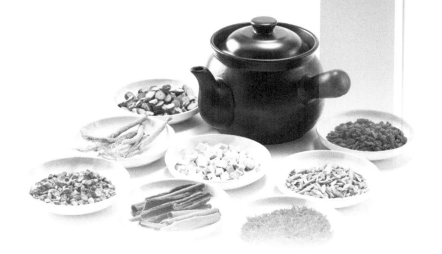

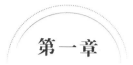

第一章
药膳的概念及分类

一、药膳的概念

1.药膳与药膳学

药膳是具有保健、防病、治病等功效的特殊膳食。在传统中医药学理论指导下，将不同药物与食物合理地组方配伍，采用传统和现代科学技术加工制作，是具有独特色、香、味、形、效的食品。它既能果腹以满足人们对美味食品的追求，同时又具有保持人体健康、调理生理功能、增强机体素质、预防疾病发生、辅助疾病治疗及促进机体康复等重要功效。

药膳学是在中医药学理论指导下，研究中医药膳起源、发展、理论、应用及开发研究的一门学科，是中医药学的一个分支学科。药膳的应用源于"药食同源"的观念，与中医药学的起源发展同步，但直至近些年来才形成一门相对独立的学科。药膳学的形成，预示着中华民族的药膳文化将得到深入的研究、发掘、发展、传播，进而对人类的健康作出有益的贡献。

2. 药膳与食疗

在古代，有食医、疾医、疡医、兽医之分，而食医在古代的医生中地位崇高，专门利用食材的药性为达官贵人制作药膳以助其养生保健或治疗疾病。"药膳"一词，最早见于《后汉书·列女传》，但历代有关饮食疗法多以"食养""食治""食疗"的名称出现。药膳与食疗在概念上有一定的差异。药膳是指具有保健防病功效，包含有传统中药成分的特殊膳食，从膳食的内容和形式方面阐述膳食的特性，表达的是膳食的形态概念。食疗是指膳食产生的治疗功效，即以膳食作为手段进行治疗，从膳食的功效阐述这种疗法的属性，表达的是膳食的功能概念。药膳发挥防病治病的功效，即是食疗。食疗中"食"的概念远比药膳广泛，它包含了药膳在内的所有饮食。故食疗不一定是药膳，但药膳则必定具备食疗的功效。历代食养、食治所涉及的膳食主要是药膳，因此，药膳学的学术范畴基本上涵盖了古代食养、食疗的全部内容。

3. 中医药膳学的研究目标

目前，中医药膳学的研究对象包括提供营养的"食物原料"、具有治疗作用的"药物原料"，食物原料与药物原料结合形成的特殊膳饮——"药膳方"。为此，当代中医药膳学的研究内容可谓海纳百川，对常用食材及药材的研究均有涉及，并渗透于人们生活的各个方面。因此，选择生活中常见的原料，制作美味可口且有治疗价值的食物也成了中医药膳学研究的重要目标。

药食同源，几乎每种食材都有自己独特的药性，它们散见于大量古籍中，通过阅读典籍，掌握食物的药性，使之与各类特性的食物或药物搭配，结合人们的身体状况，制作出有针对性的美味佳肴亦是中医药膳学研究之人所追求的目标。

二、药膳的分类

由于人体有脏腑气血之别，药食有四性五味之异，制膳有煎炒焖炸之殊，药膳也根据人体的不同需要、原料的不同性质、药膳的不同功效，区分为不同类别。药膳的分类方法很多，古代有关药膳的文献中有多种不同的分类方法，例如《食医心鉴》按疾病分为 15 类，每类又分为粥、菜、酒等不同膳型；《太平圣惠方·食治类》按疾病分 28 类，各类亦含粥羹、饼、酒各种膳型；《遵生八笺》按药膳加工工艺分为 10 余类，如花泉类、汤品类、熟水类、果实面粉类等；《饮食辨录》按膳食原料属性分类，如谷类、茶类等。根据不同需要，一般常从以下两个方面来分类。

1. 按药膳功效分类

由于药膳原料中有药物的成分，并且是根据中医理论进行组方配伍，因此，药膳对疾病具有防治功效的特点。按功效可分为以下几类：

（1）解表类：用于疏解在表的外邪，或用于透疹发表，如生姜粥、姜糖苏叶饮、芫荽发疹饮等。

（2）清热解毒类：用于邪热内盛，或暑热中人，或阴虚内热诸证，以清解热毒，或滋阴清热，如石膏粳米汤、决明子饮、鱼腥草饮、西瓜汁、二母元鱼等。

（3）泻下类：用于里有热结，或肠燥便结证，以泻热通便，润肠通便，如芒硝莱菔汤、苏子麻仁粥等。

（4）温里祛寒类：用于寒邪内盛，或阳虚寒邪内生，或寒滞经脉，以温中祛寒，温阳救逆，温经散寒，如黄芪建中鸡、川乌粥、姜附烧狗肉等。

（5）祛风散邪类：用于风寒湿诸邪留滞经脉关节等证，以祛风散寒化湿，通络止痛，如白花蛇酒等。

（6）利水消肿类：用于水湿潴留，湿热蕴结诸证，以渗利水湿，通淋利水，利湿退黄，如赤小豆鲤鱼汤、滑石粥、田基黄鸡蛋汤等。

（7）化痰止咳类：用于痰浊留滞，痰饮内聚诸证，以化痰消饮，止咳除嗽，如半夏山药粥、昆布海藻煮黄豆、白果蒸鸡蛋等。

（8）消食健胃类：用于宿食停滞，食饮不化诸证，以健脾和胃，导滞消食，如大山楂丸、白术猪肚粥等。

（9）理气类：用于肝气郁滞诸证，以理气疏肝，如橘皮粥、柿蒂汤等。

（10）理血类：用于瘀血阻滞，或出血诸证，以活血化瘀、止血，如红花当归酒、血余藕片饮等。

（11）安神类：用于各种因素所导致的心神不安，烦躁失眠诸证，以安神镇惊，如酸枣仁粥、朱砂蒸猪心等。

（12）平肝潜阳类：用于肝阳上亢，动风发痉诸证，以滋阴养肝，潜阳息风，如天麻鱼头、菊花绿茶饮等。

（13）固涩类：用于阳虚卫弱，不能固护卫表，或不能固涩水液诸证，以温阳固表、温肾止遗，如生脉饮、金樱炖猪小肚等。

（14）补益类：用于气血阴阳虚衰诸证，以补养气血阴阳，如人参莲肉汤、当归生姜羊肉汤、乌鸡白凤汤、鹿鞭壮阳汤、清蒸人参元鱼等。

（15）养生保健类：本类包含各种保健药膳，如减肥降脂有荷叶减肥茶等；美发乌发有乌发鸡蛋等；润肤养颜有珍珠拌平菇等；延年益寿有长生固本酒、补虚正气粥等；明目增视有芝麻羊肝饼、首乌肝片等；聪耳助听有首乌鸡肝汤、狗肉黑豆汤等；益智健脑有金髓煎等；增力耐劳有附片羊肉汤等。

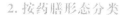

2. 按药膳形态分类

人们的膳食具有多样化的特点，不仅需要各种不同的食物以满足营养成分的需要，而且也需要不同形式、不同形态的膳食以满足视觉、嗅觉和味觉的需要。药膳作为特殊的膳食，同样也需不同的形态，以体现药膳的色、香、味、形。因此，按药膳的制作方式可分为以下几类：

（1）菜肴类：这是东方民族每日膳食不可或缺的种类。本类药膳主要是以肉类、蛋类、水产类、蔬菜等为基本原料，配合一定的药物，以煨、炖、炒、蒸、炸、烤等制法加工的食物，如天麻鱼头、紫苏鳝鱼、香椿鸡蛋等。

（2）粥食类：这类膳食属东方民族的主食类。常以大米、小米、玉米、大麦、小麦等富含淀粉的原料，配以适合的药物，经熬煮等工艺制作的半流质食品，如山楂粥、人参粥、杜仲粥等。本类食品尤宜于老年人、病后调理、产后特殊状态的"糜粥浆养"。

（3）糖点类：这类食品属非主要膳食的点心类、零食类。常以糖为原料，加入熬制后的固体食物或半固体食物，配以药物粉末或药汁，并与糖拌熬，或掺入熬就的糖料中。或者选用某些食物与药物，经药液或糖、蜜等煎煮制作而成，如丁香姜糖、糖渍陈皮、茯苓饼等。

（4）饮料类：饮料类属佐餐类或日常饮用的液体类食物。这类食品是将药物与食物经浸泡、绞榨、煎煮、蒸馏等方法加工制作而成，包括鲜汁，如鲜藕汁、荷叶汁；茶，如菊花茶、决明子茶；露汁，如金银花露、菊花露；药酒，如木瓜酒、枸杞酒；浓缩精汁，如虫草鸡精、人参精等。

（5）其他：不能归入上述各类还有另外一些品类，如葛粉、藕粉、淮山泥、桃杞鸡卷、芝麻核桃糊、虫草鸭子罐头等。

第二章
药膳的基本原则

　　药膳包含有传统中医药的成分，具有药物的性能与功效，因而有治疗功效。这种疗效类食品，一般都必须具有较明确的适应证方能施用，这与药物治疗是一致的。因此，药膳不同于一般膳食，施用时必须遵循一定的原则。这些原则包括平衡阴阳、调理脏腑、扶正祛邪、三因制宜、勿犯禁忌等。

一、平衡阴阳

　　阴阳是概括人体生理、病理的基础理论，代表相互对立统一的因素。阴阳在正常状态下处于平衡状态，即所谓"阴平阳秘"，一旦发生偏盛或偏衰的变化，出现了不平衡，就成为病理状态，表现为不同程度的病证，如阴盛则阳衰、阳盛则阴虚、阴虚则阳亢、阳虚则阴盛，分别表现为外寒证、外热证、阴虚内热证、阳虚寒盛证等。调治的途径，须遵循《黄帝内经》所说："谨察阴阳所在而调之，以平为期。"即审清阴阳的虚实盛衰所在，恰当地施用药食，以恢复阴阳平衡。具体原则是，"有余者损之"，如阴盛的寒证，必须补阳泻阴；阳盛的热证，必须泻热以救阴或滋阴；"不足者补之"，如阴虚生内热，当滋阴以除虚热；阳虚生外寒，当温补阳气以祛内外之寒等。当阴阳恢复至平衡状态时，即机体表现为康复。从各病证的特性看，不属寒，即属热，寒热反映阴阳的基本特性，能正确审别寒热，也就能在相应的程度上分清阴阳。因此，协调阴阳是施膳的重要原则。

二、调理脏腑

人体各组织器官的功能表现以五脏为中心的功能系统。通过相合、开窍、在体、其华等联系，把全部人体功能概括为五大系统。每一脏都代表一个功能系统，如胆、筋、爪甲、眼、肝胆经脉均属于肝系统。临床的多种病证，均以脏腑功能失调为其主要机制，表现为各脏的虚或实，或此虚彼实，或虚实兼见。五脏之间又存在相互资生、相互制约的生理状态，以及相互影响的病理变化，对脏腑功能的调治，就是消除病理状态，恢复人体的生理功能。这种调治，可能是对某一脏的补或泻，也可能是对多个相关脏腑的调理，药膳也同样按照中医辨证论治理论，调治脏腑以恢复正常生理功能。药膳中有以脏补脏的方法，如肝病夜盲，用羊肝、鸡肝；肾虚腰痛，用杜仲炒腰花；心脏疾病，用猪心蒸朱砂等，是临床调治脏腑功能的常见方法。

三、扶正祛邪

中医学认为人体之所以致病，是由于病邪侵袭、制约或损伤了正气，扰乱了人体的脏腑气血阴阳，治疗的目的就是祛除邪气，扶助正气，达到正胜邪却，恢复健康。正邪的相争可能出现多种情况，表现出不同的病证，基本观点是"正气存内，邪不可干""邪之所凑，其气必虚"。故病证总与正虚与邪犯相关。邪气有外来和内生的区别，正虚有虚甚和被制约的差异。施膳必须明确是正虚为主，还是邪盛为主；是内生病邪，还是外侵病邪，然后决定施膳方法。基本原则是，邪气盛必须先祛邪，使邪去正复；正气虚甚者宜以扶正为主，使正气复而邪自却。如果邪盛而补正，或正虚而攻邪，都会使病证进一步发展，甚或恶化。

四、三因制宜

"三因"制宜是指因人制宜、因时制宜、因地制宜。人有男女、老幼、壮衰之不同，对病邪的抵抗力、病后恢复的能力等均存在明显差异。时序有四时寒暑的变更，在时序的这些变化中，人体的阴阳气血也随之变化，在病理过程中对病邪的抗御能力不同。地理南北高下不同，环境就有燥湿温凉的差别，也对人体正气产生很多变数。由于这些差异的存在，对同一病证的施膳就不能千篇一律，必须根据机体的不同状态，制订相应的适宜措施，才能达到良好的调治效果。

五、勿犯禁忌

禁忌，是药治与药膳应用时均需注意的问题。禁忌表现在以下几个方面：一是有些药物相互之间不能配伍应用，如中药配伍的传统说法"十八反""十九畏"。二是某些特殊状态时的禁忌，如妇女妊娠时，各种生理状态都发生了变化，胎儿的生长发育易受外界影响，因而有妊娠禁忌，主要禁用性能峻猛或毒性剧烈类药物，如大戟、芫花、巴豆等；破血逐瘀类药物，如水蛭、三棱、莪术等；催吐类药物，如瓜蒂、常山、藜芦等；通窍攻窜类药物，如麝香、穿山甲等，禁用这些药物以防伤胎、动胎。三是用膳禁忌，俗称忌口，指在应用药物或药膳时不宜进食某些药物、食物，如服用治疗感冒的药膳时，不宜进食过分油腻的食物，以防滞邪。用常山时忌葱，用地黄、首乌时忌葱、蒜、萝卜。四是病证禁忌，某些病证也须禁忌某些食物，如高血压禁辛辣，糖尿病忌高糖饮食；体质易过敏者忌鱼、虾，等等。

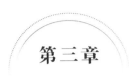

第三章
药膳的制作

一、药膳原料的炮制

炮制，是指药膳原材料的加工，需要采用一些较为特殊的制备工艺。具体来说，炮制是结合了中药的炮制工艺和食物的准备过程，但与中药炮制亦有不同。

1. 炮制目的

药膳所用药物和食物在制作及烹调前，必须对所用原料进行加工炮制，使其符合食用、防病治病及烹调、制作的需要。

（1）除去杂质和异物，保证药膳的卫生纯净。未经炮制的原料多带有一定的泥水杂质、皮筋、毛桩等非食用部分，制作药膳前必须经过严格地分离、清洗，达到洁净的要求。

（2）矫味矫臭，增强药膳的美味。某些原料有特殊的不良气味，为人所厌，如羊肉之膻味、紫河车之血腥味、狗肾之腥臭味、鲜笋之苦涩味。必须经过炮制以消除，方能制作出美味药膳。

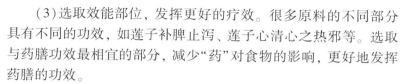

（3）选取效能部位，发挥更好的疗效。很多原料的不同部分具有不同的功效，如莲子补脾止泻、莲子心清心之热邪等。选取与药膳功效最相宜的部分，减少"药"对食物的影响，更好地发挥药膳的功效。

（4）增强原料功能，提高药膳的效果。未经炮制的某些原料功效不强，须经炮制以增强功效。如茯苓经乳制后可增强滋补，香附醋制后易入肝散邪，雪梨去皮用白矾水浸制能保持色鲜、增强祛痰功效。

（5）减轻原料毒性，保证食用安全。为防止毒性影响，必须对有毒原料进行炮制加工以消除或减轻毒性。如生半夏能使人呕吐、咽喉肿痛，炮制后可消除这些毒性功效。

（6）改变原料性能，有选择性地发挥功效。如生地黄性寒，善于清热凉血、养阴生津；炮制成熟地黄后则性温，长于补血滋阴。花生生则性平，炒熟后则性温。

（7）保持原料成分，利于工业化生产。为了避免某些原料的有效成分损失，或适应工业化生产的需要，对某些原料采用科学技术提取有效成分，以保持食品含量、质量稳定，或便于批量制作。如金银花制取金银花露、冬虫夏草提汁、鸡肉中提取鸡精。

2. 炮制方法

（1）净选。选取原料的应用部分，除去杂质与非药用部分，以适应药膳的要求，常根据不同原料选用下述方法：

1）筛选：拣或筛除泥沙杂质，除去虫蛀、霉变部分。

2）刮：刮去原料表面的附生物与粗皮。如杜仲、肉桂去粗皮，鱼去鳞。

3）火燎：在急火上快速烧燎，除去原料表面绒毛或须根，但不能使原料内质受损。如狗脊、鹿茸燎后刮去茸毛，禽肉燎去细毛。

4)去壳：硬壳果类原料须除去硬壳，便于准确投料与食用，如白果、核桃、板栗等。动物类原料去蹄爪或去皮。

5)碾：除去原料表面非食用部分，如刺蒺藜、苍耳碾去刺。或将原料碾细备用。

（2）浸润。用水对原料进行加工处理。但有些原料的有效成分溶于水，处理不当则容易丢失，故应根据原料的不同特性选用相应的处理方法。

1)洗：除去原料表面的泥沙、异物。绝大多数原料都必须清洗。

2)泡：质地坚硬的原料经浸泡后能软化，便于进一步加工。蔬菜类经浸泡可除去残留农药。

3)润：原料需用液体浸润，使其软化而又不至于丢失有效成分。浸润常有下列各种方法：①水润，如清水润燕窝、贝母、冬虫夏草、银耳、蘑菇等；②奶汁润，多用牛乳、羊乳，如润茯苓、人参等；③米泔水润，常用于消除原料的燥性，如润苍术、天麻等；④药汁润，常用于使原料具有某些药性，如山楂汁浸牛肉干、吴茱萸汁浸黄连等；⑤碱水润，常使用5%碳酸氢钠溶液或石灰水，润发鱿鱼、海参、鹿筋、鹿鞭等。

（3）漂制。为减低某些原料的毒性和异味，常采用在水中较长时间和多次换水的漂洗法，如漂半夏。漂洗时间长短和换水次数需根据原料性质、季节气候不同来决定。冬季每日换1次水，夏季则宜每日换2~3次水，一般漂制3~10天。

（4）燀制。用沸水对原料进行处理。除去种皮，将原料微煮，易搓去皮，杏仁、白扁豆的去皮常用此方法；余去血水，使食品味鲜汤清，去鸡鸭、肉类血水常用此方法；除腥膻味，熊掌、牛鞭等多加葱结、生姜、料酒同煮等。

（5）切制。对干品原料经净选、软化后，或新鲜原料经洗净后，根据原料性质、膳肴的差异，切制成一定规格的片、块、丁、

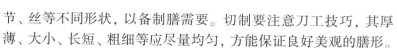

节、丝等不同形状，以备制膳需要。切制要注意刀工技巧，其厚薄、大小、长短、粗细等应尽量均匀，方能保证良好美观的膳形。

药膳原料经过上述各种准备过程后，尚须按要求进行炮炙，以获药膳良好的味与效。

（6）炒制。将原料在热锅内翻动加热，炒至所需要的程度。一般有下述几种方法：

1）清炒法：不加任何辅料，将原料炒至黄、香、焦的方法。炒黄，将原料在锅内文火加热，不断翻动，炒至表面呈淡黄色，使原料松脆，便于粉碎或煎出药效，并可矫正异味，如鸡内金炒至酥泡卷曲，使腥气逸出。炒香，将原料在锅内文火炒出爆裂声或香气，如炒芝麻、花生、黄豆等。炒焦，将原料在锅内翻动，炒至外黑存性为度，如焦山楂。

2）麸炒法：先将麦麸在锅内翻炒至微微冒烟，再加入药物或食物，炒至表面微黄或较原色深为度，筛去麸后冷却保存。此法可健脾益胃，减去原料中油脂，如炒川芎、炒白术等。

3）米炒法：将大米或糯米与原料在锅内同炒，使均匀受热，以米炒至黄色为度。该法主要可增强健脾和胃的功效，如米炒党参。

4）盐炒法或砂炒法：先将油制过的盐或砂在锅内炒热，加入原料，炒至表面酥脆为度，筛去盐砂即成。本法能使骨质、甲壳、蹄筋、干肉或质地坚硬的原料去腥、松酥，易于烹调，如盐酥蹄筋、砂酥鱼皮。

（7）煮制。清除原料的毒性、刺激性或涩味，减少其不良反应。根据不同性质，将原料与辅料置锅内加水过药面共煮。煮制时限应根据原料情况而定，一般煮至无白色或刚透心为度，如加工鱼翅、鱼皮。

（8）蒸制。将原料置适当容器内蒸至透心或特殊程度，如熊掌经漂刮后加酒、葱、姜蒸2小时后进一步加工。

（9）炙制。将原料与液体辅料(蜂蜜或酒，或盐水、药汁、醋等)共同加热翻炒，使辅料渗进原料内部。用蜜炒为蜜炙，可增加润肺功效，如蜜炙黄芪、蜜炙甘草。酒与原料同炒为酒炙，如酒炒白芍。原料与盐水拌过，晾微干后炒为盐炙，如盐炒杜仲。原料与植物油同炒为油炙，加醋炒为醋炙，如醋炒元胡。

3. 药液制备法

药液指烹制药膳所用的特殊液体类原料。通过一定的提取方法，把原料中的有效成分析出备用。原则是使用不同溶剂将所需成分尽可能提出，不提或少提其他成分。要求溶剂有良好的稳定性，不与原料发生化学变化，对人体无毒无害。常用溶剂有水、乙醇、苯、氯仿、乙醚等。水最常用，提取率高，但选择性不强。乙醇是常用的有机溶液，选择性好，易回收，防腐功效强，但成本较高，易燃。苯、氯仿、乙醚等选择性强，不易提取出亲水性杂质，但挥发性大，一般有毒，价格高，提取时间较长。

（1）提取。采用加热、蒸馏等物理方法提取药物有效成分，常用的提取方法有以下几种。

1）煎煮法：多用水作溶剂，煮沸提取有效成分。提取率高，多数有效成分可提出。

2）渗漉法：采用溶剂通过渗漉筒浸出原料的有效成分。常用乙醇、酸性溶液或碱性溶液。

3）蒸馏法：利用水蒸气加热原料，使所含有效成分随水蒸气蒸馏出来。常用于挥发油的提取和芳香水的制备。

4）回流法：采用有机溶剂进行加热，提取原料中的有效成分，防止溶剂挥发。如提取川贝、冬虫夏草的有效成分。

（2）过滤。滤除沉淀，获取澄明药液的方法，主要有如下几种方法：

1）常压过滤法：多用于原料提取液首次过滤，滤过层多用纱布，滤器常用漏斗。

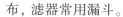

2）减压过滤法：减小滤液下面的压力，以增加滤液上下之间的压力差，使过滤速度加快。可用抽气机或其他抽气装置。

3）瓷质漏斗抽滤法：将瓷质漏斗与抽滤瓶连接，塞紧橡皮塞；以2~3层滤纸平铺于漏斗内，加入少量去离子水，抽紧滤纸，加入适量药液，即可开始抽滤。

4）自然减压法：增加漏斗体长度，加长漏斗出口管，并于漏斗下盘绕一圈，使液体在整个过滤过程中充满出口管，以增加滤器上下压力差，提高滤速。

5）助滤法：这是药液不易过滤澄清，或滤速过慢时，给滤剂助滤的过滤方法。常用助滤剂有滑石粉、纸浆。用去离子水将助滤剂调成糊状，安装好抽滤装置，助滤剂加入瓷质漏斗内，加离子水抽滤，至洗出液澄明，不含助滤剂后，再正式过滤药液。

（3）浓缩。从原料中提取的溶液，一般单位容积内有效成分含量低，需提高浓度，以便精制。常用浓缩方法有蒸发浓缩法和蒸馏浓缩法。

1）蒸发浓缩法：通过加热使溶液水分挥发的方法。适用于有效成分不挥发、加热不被破坏的提取液。有直火蒸发与水浴蒸发。直火蒸发是将提取液先用武火煮沸，后改文火保持沸腾，不断搅拌，浓缩到一定量和稠度。此法温度高，蒸发快，但锅底易发生焦糊与碳化。水浴蒸发是间接加热，将装提取液的小容器置于装水的大容器内，加热大容器，使提取液浓缩。此法克服了直火时的焦糊与碳化，但速度慢。故可先用直火，后改为水浴蒸发。

2）蒸馏浓缩法：将原料液放入蒸馏器内加热到汽化，通过冷凝回收剂回收溶剂，同时浓缩原料液。常用于有机溶剂溶液，以便回收溶剂，降低成本。其中常压蒸馏在正常气压下进行，适用于有效成分受热不易被破坏的提取液。减压蒸馏在降低蒸馏器内液面压力下浓缩。压力降低，沸点也降低，蒸发速度加快，故溶液受热温度低，受热时间短，效率高。适用于沸点较高，有效成分遇高温易破坏的提取液。

二、药膳制作工艺

药膳制作是按膳食加工的基本技能，根据药膳的特殊要求加工、烹饪、调制膳饮的过程。制作工艺既需要相应的熟练加工技能，又需要具有药膳制作的特点。

1. 药膳制作特点

药膳不同于普通膳食，除一般膳食所具有的色、香、味、形以外，它还具有治病强身、美容保健、延缓衰老等疗效，因此，在选料、配伍、制作方面还有其自身的特殊性。

（1）原料的选用特点。一般膳食的功能是提供能量与营养，需保持一定的质与量，同时为适应不同"胃口"而需要不断改变膳食原料与烹调方法。药膳则是根据不同病证、不同体质状态，针对性地选取原料，如附片、狗肉、鹿鞭等具有温肾壮阳的功能，针对体质偏于阳虚，具有畏寒怕冷，腰膝冷痛或酸软，甚或阳痿早泄等情况时选用。尽管这些食品也营养丰富，但并不适宜于所有人群。因此，药膳原料的选用与组合，所强调的是科学配伍，在中医药理论指导下选料与配方。如体弱多病者的调理，须视用膳者体质所属而选用药膳，或补气血，或调阴阳，或理脏腑；年老体弱者的调理，需根据不同状态，选用或调补脾胃，或滋养阴血的药膳，以达到强壮体魄，延缓衰老的目的。

（2）药膳的烹调特点。由于药膳含传统的中药部分，即主要起"疗效"功效的原料。对这一部分原料的烹饪，除了需要在原料准备过程中的科学加工以外，在烹饪过程中，药的部分必须尽可能地避免有效成分的丧失，以期良好地发挥药效，因而必须讲究烹饪形式与方法。传统的药膳加工以炖、煮、蒸、焖为主，使药物在加热过程中能最大限度地溶解出有效成分，增强功效。药膳形式常以汤为主，通过炖、煮，使有效成分溶解并保存于汤中，以保持良好的疗效。如十全大补汤、鹿鞭壮阳汤、八宝鸡汤等，汤类占药膳品类的一半以上。

（3）药膳的调味特点。膳食的调味是为获得良好的口感，以满足用膳者对美味的追求。但很多调味品具有浓烈的味感，在中医学中，它们本身就具有相应的性味功能。在药膳烹调过程中，调味品的运用要讲究原则与方法。一般而言，各种药膳原料经烹调后都具有其自身的鲜美口味，不宜用调味剂改变其本味。因为各种药品的味就是其功能组成的一部分。所以，应当尽量地保持药膳的原汁原味。有些须经过调味才能为人们乐于食用，一般的调味品如油、盐、味精等，在药膳中也为常用品。但胡椒、小茴香、八角茴香、川椒、桂皮等，由于本身具有浓烈的香味，且性多为辛甘温热类，在药膳烹调中应根据情况选用。一些具有腥味、膻味的原料，如龟、鳖、鱼、羊肉、动物鞭等，可用一定的调味品以矫正异味。温阳类、活血养颜类药膳，可选用辛香类调味品。如果药膳功效以养血滋阴为主，用于偏阴虚燥热的用膳者，则辛香类调味品应少用。但是，由于辛香类调味品本身的性味特点，多具有行气活血、辛香发散的功效，在药膳的配伍中可作为一个方面的药效成分考虑，视为药膳原料的组成部分。如用于风寒感冒的药膳，生姜既是矫味剂，又是药物；在活血类药膳中使用辛香调料，可增强药膳行气活血的功效；在滋阴类药膳中，配伍辛香类调味剂，又可达到滋而不腻、补中兼行的功效；调补脾胃类药膳配伍辛香调味，本身又具有芳香醒脾的功效。因此，在药膳烹调过程中，调味品的运用，既有矫味的功效，又有药理功效，用与不用，多用与少用，应在辨证施膳理论指导下灵活掌握，而不仅仅是迎合用膳者的口味。

2. 药膳制作要求

作为特殊的膳食，药膳的制作除必须具备一般烹调的良好技能外，尚须掌握药膳烹调的特殊要求。

（1）既要精于烹调技术，又必须具有中医药知识。由于药膳原料必须有药物，药物的性能功效常常与药物的准备、加工过程有着密切的关系。如难于溶解的药宜久煮才能更好地发挥药效，易于挥发的药物则不宜久熬，以防有效成分损失。气虚类药膳不宜多加芳香类调味品，以防耗气伤气；阴虚类药膳不宜多用辛热类调味品，以防伤阴助热等。如果对中药的性能不熟悉，或不懂中医理论，一味只讲究口味，便会导致药效降低，甚或引起相反的功效，失去药膳的基本功能。

（2）既要注意疗效，又必须讲究色香味形。药膳不同于普通膳食，就在于药膳具有保健防病、抗衰美容等保健治疗功效。首先应尽最大可能保持和发挥药食的这一功能。它既作为膳食，又具有普通膳饮的功效。而普通膳食必须在色、香、味、形诸方面制作加工出特点，才能激发用膳者的食欲。如果药膳体现出来的特点全是"药味"，不讲究膳食的基本功能，影响食欲，不仅不能起到药膳的功能，反而连膳食的功效也不能达到。因此，药膳的烹制，其功效与色泽、口味、香味、造型必须并重，才能达到药膳的基本要求。

（3）配料必须严谨。药物的选用与配伍，必须遵循中医理法方药的原则，注意药物与药物、药物与食物、药物与配料、药物与调味品之间的性效组合。任何食物和药物都有其四气或四性、五味，对人体五脏六腑功能都有相应的促进或制约关系，只是常用药物的性味更为人们所强调。因此，选料应当注意药与药、药与食之间的性味组合，尽量应用相互促进的协同功效，避免相互制约的配伍，更须避开配伍禁忌的药食配合，以免导致不良反应的产生。

（4）隐药于食，在感官上保持膳食特点。由于药膳以药物与食物为原料，药膳烹调的感官感觉很重要。如果药膳表现为以药物为主体，用膳者会感觉到是在"用药"而不是"用膳"，势必影响胃口，达不到膳食营养的要求。因此，在某些情况下，药膳的制作必须将药物"隐藏"于食物中。

大多数的单味药或较名贵的药物，或本身形质色气很好的药物不必隐藏，它们可以给用膳者带来良好的感官刺激，如天麻、枸杞子、人参、黄芪、甘草、田七等，可直接与食物共同烹调，作为"膳"的一部分展现于用膳者面前。这属于见药的药膳。

某些药物由于形色气味的原因，或者药味较多的药膳，则不宜以药物的本身呈现于药膳中，或由于药味太重，或由于色泽不良而影响食欲，则必须药食分制，取药物制作后的有效部分与一定的食物混合。这属于不见药的药膳。这类药膳的分制可有不同的方法，或将药物煎后取汁，用药汁与食物混合制作；或将药食共烹后去除药渣，仅留食物供食用；或将药物制成粉末，再与食料共同烹制。这种隐药于食的方法可使用膳者不会因为不良形质气味药物而影响食欲，达到药膳的目的。

至于普通膳食制作即必须遵循的原则，如必须符合卫生法规的要求，选料必须精细，制作务必卫生，烹调讲究技艺，调味适当可口等，更是烹调药膳的基本要求。

3. 药膳制法

药膳的品类繁多，根据不同的方法可制作出不同的药膳，以适应人们的不同嗜好及变换口味。依常用膳饮，可分为热菜类药膳制法、凉菜类药膳制法、药粥类药膳制法、饮料类药膳制法和面点类药膳制法。

（1）热菜类药膳制法。热菜类药膳是运用最多的品种，尤其对东方民族来说，热菜是必备菜肴。热菜的制作主要有炖、煮、熬、煨、蒸、炒、爆、熘、炸等法。

1）炖：将药物与食物加清水，放入调料，先置武火上烧开，再置文火上熬煮至熟烂，一般需文火2～3小时。特点是质地软烂，原汁原味，如雪花鸡汤、十全大补汤。

2）煮：将药物与食物同置较多量的清水或汤汁中，先用武火烧开，再用文火煮至熟，时间比炖宜短。特点是味道清鲜，能突出主料滋味，色泽亦美观。

3）熬：将药物与食物置于锅中，注入清水，武火煮沸后改用文火，熬至汤汁稠浓。烹制时间较炖更长，常需3小时以上。适用于含胶质重的原料。特点是汁稠味浓。

4）煨：将药物与食物置煨锅内，加入清水、调料，用文火或余热进行较长时间的烹制，慢慢煨至软烂。特点是汤汁稠浓，口味醇厚，如川椒煨梨。

5）蒸：利用水蒸气加热烹制。将原料置于盛器内，加入水或汤汁、调味品，或不加汤水，置蒸笼内蒸至熟或熟烂。特点是笼内温度高（可达120℃以上），原料水分不再蒸发，药膳可保持形状的完整，造型的整齐美观，口味原汁原味。因原料不同，又有粉蒸、清蒸、包蒸的不同制法。

6）炒：将油锅烧热，药膳原料直接入锅，于急火上快速翻炒至熟，或断生。特点是烹制时间短，汤汁少，成菜迅速，鲜香入味，或滑嫩，或脆生。有生煸、回锅（熟炒）、滑炒、软炒、干煸等不同制法。

7）爆：多用于动物性原料。将原料经初步热处理后，先用热油锅煸炒辅料，再放入主料，倒入芡汁快速翻炒至熟。特点是急火旺油，短时间内加热，迅速出锅，成菜脆嫩鲜香。

8）熘：原料调味后经炸、煮、蒸或上浆划油等初步加热后，再以热油煸炒辅料，加入主料，然后倒入兑好的芡汁快速翻炒至熟。熘法必须勾芡。特点是成菜清亮透明，质地鲜嫩可口。有炸熘、滑熘、软熘的不同制法。

9）炸：在锅中置入较多量的油加热，药膳原料直接投入热油中加热至熟或黄脆。可单独烹制，也是多种烹调法的半成品准备方法。特点是清香酥脆。有清炸、干炸、软炸、酥炸、松炸、包炸等不同制法。

其他如烩、扒、卤、烧、扒丝、挂霜等烹调法也是药膳热菜的常用加工方法。

（2）凉菜类药膳制法。凉菜类药膳是将药膳原料或经制熟处理，或生用原料，经加工后冷食的药膳菜类。有拌、炝、腌、冻等方法。

1）拌：将药膳原料的生料或已凉后的熟料加工切制成一定形状，再加入调味品拌和制成。拌法简便灵活，用料广泛，易调口味。特点是清凉爽口，能理气开胃。有生拌、熟拌、温拌、凉拌的不同制法。

2）炝：将原料切制成所需形状，经加热处理后，加入各种调味品拌渍，或再加热花椒炝成药膳。特点是口味或清淡，或鲜咸麻香，有普通炝与滑炝的不同制法。

3）腌：将原料浸入调味卤汁中，或以调味品拌匀，腌制一定时间排除原料内部的水分，使原料入味。特点是清脆鲜嫩，浓郁不腻。有盐腌、酒腌、糟腌的不同制法。

4）冻：将含胶质较多的原料投入调味品后，加热煮制达一定程度后停止加热，待其冷凝后食用。特点是晶莹剔透，清香爽口。但原料必须是含胶汁多者，否则难以成冻。

很多凉菜必须要前期加工后方能制作，卤、蒸、煮为常用前期制法。通常用于动物类药膳原料，如凉菜卤猪心、筒子鸡等即需先卤熟、蒸熟后制作凉菜。

（3）药粥类药膳制法。药粥是药物与米谷类食物共同煮熬而成，具有制法简单、服用方便、易于消化吸收的特点。药粥被古人推崇为益寿防病的重要膳食。如南宋·陆游即说，"世人个个学长生……只将食粥致神仙"。药粥须根据药物与米谷的不同特点制作。

1）生药饮片与米谷同煮：将形、色、味均佳，且能食用的生药与米共同煮制。如红枣、百合、山药、薏苡仁、龙眼肉等与米煮粥，既能使粥增加形色的美观，又能使味道鲜美且增强疗效，如苡米莲子粥。

2）中药研末与米谷同煮：较大的中药块，或质地较硬的药物，难以煮烂时，将其粉碎为细末后与米同煮，如茯苓、贝母、天花粉等，多宜研末作粥。

3）药物提汁与米谷同煮：不适合直接食用，或感官刺激太强的药物，如川芎、当归等，不宜与米谷同煮，须煎煮取汁与米谷共煮制粥，如麦门冬粥、参苓粥。

4）汤汁类与米谷同煮：将动物乳汁或肉类汤汁与米谷同煮制粥，如鸡汁粥、乳粥。

（4）饮料类药膳制法。药膳饮料包括药酒、保健饮料、药茶等。它们以药物、水或酒为主要原料加工制作成饮料，具有保健或治疗的功效。

1）药酒配制法：以白酒、黄酒为基料，浸泡或煎煮相应的药物，滤去渣后所获得的饮料。酒是最早加工而成的药品和饮料两用品。酒有"通血脉，行药力，温肠胃，御风寒"功效，酒与药混合，可起到促进药力的功效，所以，药酒是常用的保健治疗性饮料。制作方法有冷浸法、热浸法、煎煮法、酿造法等不同工艺。

2）保健饮料制作法：以药物、水、糖为原料，用浸泡、煎煮、蒸馏等方法提取药液，再经沉淀、过滤、澄清，加入冰糖、蜂蜜等兑制而成。特点是能生津养阴、润燥止渴。

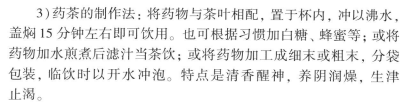

3）药茶的制作法：将药物与茶叶相配，置于杯内，冲以沸水，盖焖15分钟左右即可饮用。也可根据习惯加白糖、蜂蜜等；或将药物加水煎煮后滤汁当茶饮；或将药物加工成细末或粗末，分袋包装，临饮时以开水冲泡。特点是清香醒神，养阴润燥，生津止渴。

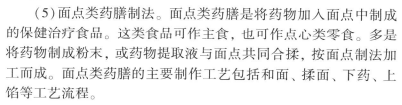

（5）面点类药膳制法。面点类药膳是将药物加入面点中制成的保健治疗食品。这类食品可作主食，也可作点心类零食。多是将药物制成粉末，或药物提取液与面点共同合揉，按面点制法加工而成。面点类药膳的主要制作工艺包括和面、揉面、下药、上馅等工艺流程。

第三章　药膳的制作

第四章
男性生理病理特点

男性一生中，因生长发育阶段的不同，故各个时期又有不同的体质特点。《素问·上古天真论》以8岁为一年龄段论述了男性在不同发育时期的生理变化，其中也包含了男性在不同生长时期的体质差异。

一般而言，男性在少儿期(二八之前)为稚阴稚阳之体，肾气不盛，天癸不充，倘若先天禀赋不足或后天失养，或久病耗伤，更易出现肾气天癸亏虚，而导致生长发育缓慢、生殖器官发育不良或发育迟缓。若滥服药物或某些疾病的影响而致天癸和肾气非正常性迅速充盛，则又可能导致性发育早熟。因此，对男性少儿期，既不能乱用滋补药，又不能用过于苦寒攻伐之品。

男性青壮年时期(二八至五八)，肾气盛，天癸充，机体的生长发育趋于稳定。这时期的体质特点是形体完整，筋骨坚劲，精力充沛，体力强盛，性与生殖功能处于最旺盛时期。但此期男性每多因婚姻、家庭、事业等诸多方面的因素难以尽如人意而致肝气郁滞，或纵欲而损伤肝肾。故多易发生肝肾病变，导致性功能与生殖功能障碍及某些生殖器官的疾病。根据这一时期的体质特点，在保健养生上，既要乐观开朗，知足常乐，也不能过劳伤身，恣情纵欲，应当避免各种理化因素的不良影响与损伤。在药膳调养方面，以调理肝肾为主，补泻得宜。

男性中老年时期（五八以后），肾气渐衰，天癸渐竭，身体由壮盛逐渐走向衰老，生殖功能和性功能也逐渐衰退。如不注意调摄，则易未老先衰，诸病丛生，如前列腺增生、睾丸萎缩等性功能障碍及某些生殖器官疾病。因此，男性进入中年后，更应注意调养，要做到房事适度，饮食合理，劳逸有节，情志舒调，注重保护阳气，并根据具体情况服食一些药性平和的补益药物和食物，以补肾为主，但不应呆补蛮补、宜疏调而不滋腻。

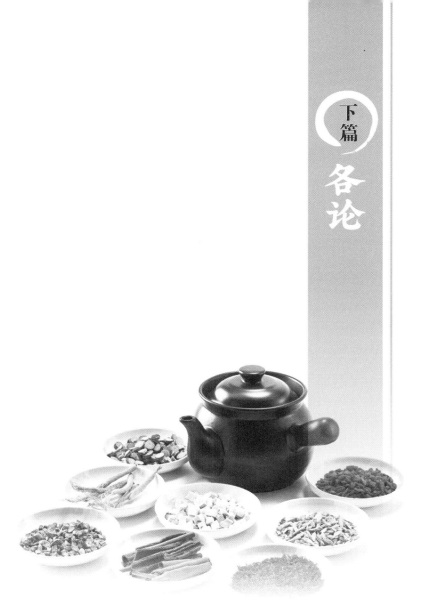

下篇

各论

第五章
四季饮食特点

　　在《素问·四气调神大论》里，提出了春三月、夏三月、秋三月、冬三月的特点，更提出了四季养生的大法则，为后世四季养生产生了深远影响。

　　四季有各自的特点，如春季是寒气离去之季节，此时暖阳刚照耀大地，气温开始回升，虫鱼鸟兽也从冬眠中苏醒，阳气初升，人之脾胃亦如冬眠的动物一样慢慢苏醒。在此期间，脾胃功能并不甚强，食用的大部分食物不可过于寒凉以致伤及脾胃之阳气，使得胃口变差；亦不可过度滋补，使脾胃无法运化，从而导致食物积滞。

　　春季为养"生"之时节，可适当饮用初生之嫩茶，而绿茶便是其中的代表，而食物也当以稍淡之物为主，养好脾胃，为即将到来的夏季作准备。

　　而到了夏季，则是温度骤高，万物野蛮生长的时节，此时温度较高，暑热较甚，容易耗气伤津，特别容易出现口干、心烦、小便短赤等症状，还特别容易中暑，为此，夏季益气养阴十分重要，可适当饮用一些可清热养阴的饮料，或服用有益气养阴的汤汁，如西瓜汁、生脉饮等。

夏季是养"长"之时节，可适当饮用如铁观音之类有着寒凉特性的青茶，食物虽稍淡，但还是需要适当多食用一些可以健脾养阴开胃的食物，以使得炎炎夏日不至于纳食不香。

待步入秋季之时，温度逐渐下降，气候也逐步干燥起来，此时当分早秋和晚秋，在秋天的第一个月，往往余热未退，加之天气干燥，此时天气以温燥为特点，饮食还是可以适当偏于凉润，而到了深秋，气温转凉，温燥也逐步变成凉燥，在饮食方面也需要适当转为有"贴秋膘"功效的温润之食物，在这时，便可适当多吃一些牛羊肉之类的食物。

秋季是养"收"的日子，此时适当饮用白茶这种温凉性不明显的茶饮，反而是较为合适的，亦需要将温燥和凉燥区分开来，并有针对性地制订饮食计划。

冬季则是气温严寒之时节，大家都窝在家中，并开始进补，此时饮食可偏于温热，以抗击严寒，因此，这个季节食用鸡肉、牛肉、羊肉等偏于温补的食物以及麻辣火锅是常事，但也需要注意不能因吃得太多让自己出现食积。

冬季是养"藏"之日，此时适当饮用红茶可使得脾胃健运，还可温胃散寒，而对于吃多了的人，还有着性温且可化腻之黑茶和熟普作为饭桌解油腻的常备食物。

四季各有各的特色，若能把握住四季的特点，便可为自己制定一个合适的养生食谱。

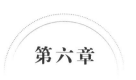

第六章
春季养生药膳

银杞消脂茶(名医药膳)

推荐人:张学文(首届国医大师,陕西中医药大学)。

原　料:生山楂5克,枸杞子6克,百合6克,决明子6克,银耳3克,黑木
　　　　耳粉3克。

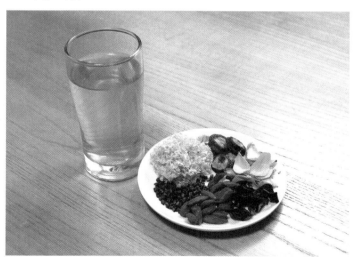

▶ **制作方法** 将生山楂、枸杞子、百合、决明子、银耳(银耳提前泡发、去蒂、剪小块),放入养生壶内,加水,煮沸。

▶ **食用方法** 待水温度降至50℃后,饮用时将黑木耳粉3克送服。药味泡淡后不宜再次冲泡,可按上述药量重新煎煮。黑木耳粉每日冲服1次即可。

▶ **功 效** 健脾益胃、滋肾益精、明目降脂、软化血管。

▶ **适用人群** 适用于一般人群日常保健,尤其适合高血压病、高脂血症、颈动脉斑块、动脉粥样硬化、心脑血管疾病者。

▶ **注意事项** 14岁以下少年儿童不宜食用。心脑血管疾病患者应及时就医,银杞消脂茶是心脑血管疾病的辅助食疗方,不能代替药物治疗疾病。

▶ **药膳漫谈** 心脑血管疾病是心脏血管和脑血管疾病的统称,泛指由于高脂血症、血液黏稠、动脉粥样硬化、高血压病等导致的心脏、大脑及全身组织发生的缺血性疾病或出血性疾病。心脑血管病是一种严重威胁人类健康,特别是50岁以上中老年人健康的常见病,具有高患病率、高致残率和高病死率的特点。心脑血管疾病,居各种死因首位,同时,约50%以上的脑血管意外幸存者生活不能完全自理。首届国医大师张学文擅长治疗疑难危重疾病,对心脑血管疾病拥有丰富的诊疗经验,并在长期的临床实践中创制了心脑血管疾病的辅助食疗方——银杞消脂茶。银杞消脂茶由生山楂、决明子、百合、枸杞子、银耳、黑木耳组成。生山楂能消食健胃,行气散瘀,化浊降脂。现代研究发现,生山楂能扩张血管,增加冠状动脉流量,降低血压,降低血清胆固醇,强心,对心脑血管疾病作用广泛,疗效显著。决明子能清肝明目,利水通便。现代研究发现,决明子能抗血小板聚集，降血压，降血脂，增强免疫力。百合能滋阴润肺，养心安神。枸杞子能滋补肝肾，益精明目。现代研究发现，枸杞子能降血糖、降血脂、抗脂肪肝、护肝、增强免疫力、延缓衰老、抗肿瘤。银耳能滋阴润肺，养胃生津。黑木耳能补气养血，降血压，抗肿瘤。银耳、黑木耳都属于菌类食品，现代研究发现，银耳、黑木耳能改善人体免疫功能，抗凝、抗血栓，降血脂，降血糖，延缓衰老，而且黑木耳还能抗动脉粥样硬化，其对心脑血管的保护作用更强。银杞消脂茶口感酸甜，适用于一般人群日常的血管保健，尤其适合高血压病、高脂血症、颈动脉斑块、动脉粥样硬化、心脑血管疾病患者。

（整理者：董斌）

米珍解酒护肝冲调羹粉（名医药膳）

推荐人：程丑夫（国家级名老中医，湖南中医药大学第一附属医院）。

原　料：即食米糠粉（又名米珍）30%，葛根粉20%，糊精19.2%，椰子粉8%，奶粉2%，糖醇20%，薄荷脑0.1%，食盐0.7%。

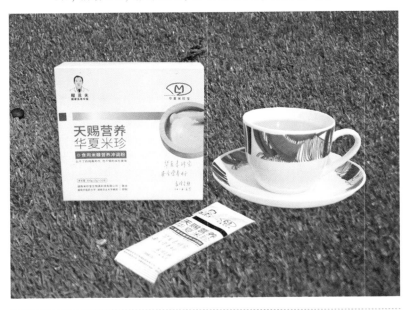

▶ **制作方法** 将上述食材按比例混合加工，分袋包装，30克/袋；或直接用上述食材，按比例放入容器内，冲泡。

▶ **食用方法** 30克/次，65~75℃的水150~200毫升，冲泡搅拌，适温服饮。于饮酒前、饮酒后使用。平时有饮酒习惯者可长期使用。

▶ **功 效** 醒酒解毒、护肝养胃。

▶ **适用人群** 饮酒者。

▶ **注意事项** 冲泡的水温度不超过 85℃；饮酒者不得在服食本品后驾驶车辆；重度酒精中毒者送医疗机构急诊。

▶ **药膳漫谈** 近年来，我国饮酒人数日趋增多，饮酒过量可造成胃肠道、肝脏、心肌、神经等损伤，造成酒精的急性中毒或慢性中毒，甚至致命。成人一次口服致死量为纯乙醇 250~500 毫升。

本解酒护肝羹以即食米糠粉为主要原料，即食米糠粉是米糠经物理方法稳定化处理的产品，不仅营养丰富，而且含有天然生物活性物质烟酰胺单核苷酸，烟酰胺单核苷酸具有促进乙醇转化为无害的乙酸等作用。米糠营养价值很高，是糙米营养价值的 12.5 倍，具有全天然、高营养、低热量的营养学特点。本品以即食米糠粉为主，配合葛根粉等，具有醒酒解毒、护肝养胃的作用。即食米糠粉加工技术于 2019 年 1 月通过了科学技术成果评价，以袁隆平院士为组长的专家组评价结论为："整体研究水平达到国际领先水平，该技术属于国内首创。"即食米糠粉批准文号为 Q/AYMB0001S—2019。

芙蓉燕菜

原　料：燕窝 20 克，蛋清 4 个，熟火腿 15 克，黄瓜皮 15 克，胡萝卜 15 克，清汤 1000 毫升，精盐 3 克，料酒 10 克，味精 1 克。

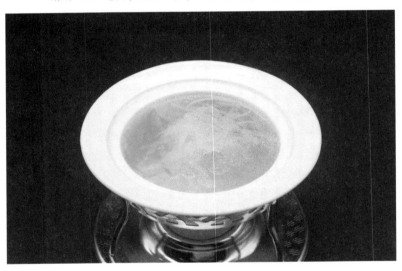

▶ 制作方法　燕窝用纯净水泡发 3 小时后换水，继续泡发 3 小时，将燕窝撕成小条备用。胡萝卜切细丝，放入开水锅中煮熟断生备用。将蛋清内加入清汤约 150 克、精盐 1 克、味精 1 克，搅匀倒入大汤盘内，上笼蒸熟取出。勺内放入清汤、精盐、料酒，调好口味，将燕窝用热清汤冲换两遍，除去水分，放在蒸好的鸡蛋盘内。将火腿、黄瓜皮切成细丝，与胡萝卜丝一起撒在燕窝的上面，把勺内清汤重新烧开，轻轻地浇在燕菜上即成。

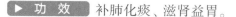

▶ 功 效 补肺化痰、滋肾益胃。

▶ 适用人群 脑力劳动过度者，亦适用于易疲劳、食欲不振、精神不振者。

▶ 注意事项 燕窝是清补佳品，不宜与鸡汤、冰糖等滋腻食物同煮；成人食用燕窝每次 3~5 克，每周 1~2 次为宜。

▶ 药膳漫谈 燕菜又名燕窝，是金丝鸟在海岸上用唾液与绒羽等柔软纤维混合凝结筑成的巢窝，十分珍贵。中医认为其性平、味甘，有养阴润燥、益气补中、化痰止咳的功效。在清朝的皇帝中，活到 89 岁高龄的乾隆皇帝寿命最长。据《乾隆三十年江南节次膳底档》的记载，燕窝频繁现身于乾隆皇帝的膳桌之上，是乾隆皇帝十分喜爱的一道日常滋补膳食。燕窝中的氨基酸种类丰富，蛋白质含量高，口感细腻爽滑，味道鲜美，营养丰富，从古至今一直是备受追捧的滋补佳品。

燕窝属于虽滋补但无过寒过热之偏倚的食材，适合大部分人食用，尤其适合过度消耗脑力者。燕窝主入肺、胃、肾三经，能化痰、益胃、滋肾，为平补之佳品，因其本身无太多异味，加入鸡蛋清养其脾阴、熟火腿稍稍填补阴精、黄瓜皮利湿而稍稍清热、胡萝卜健脾和中，使得芙蓉燕菜口感鲜香滑嫩，功效上实现了化痰、益胃、滋肾的奇妙平衡。此菜品味道鲜美，即使长期食用也不致腻烦。因此，若是你长期进行"烧脑"活动，不妨定期服用此佳肴，将让你精力充沛。

葱烧海参

原　　料：即食海参4个，上海青250克，葱段、盐、料酒、蚝油、清汤、香油、
　　　　　生抽、砂糖、鸡精适量。

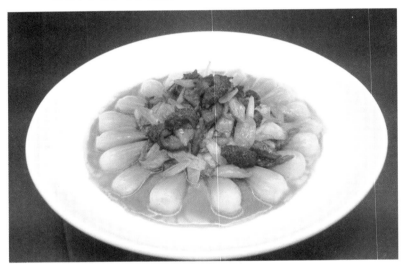

▶ **制作方法**　将泡发的海参切成块。在锅内放少量油，烧
热后加入葱段，爆香后将葱段装起备用。上海青洗净，开水烫
熟，摆盘备用。原锅中加入海参，再加入适量盐、料酒、蚝油、鸡
精、香油、生抽、砂糖、清汤，然后盖上锅盖焖至汁收，加入之前
爆香的葱段翻炒即可。

▶ **功　效**　滋肾壮阳、补精益血。

▶ **适用人群**　一般人群，尤其适合长期精神差、注意力不集

中、腰膝酸软、疲乏无力、头晕、记忆力下降、精少、勃起困难、射精较快者食用。

▶ **注意事项** 脾虚不运，有外邪者禁服；不宜与杏仁同服。

▶ **药膳漫谈** 海参与燕窝、人参、鱼翅齐名，其补益作用类似人参，受到了大众的喜爱，而海参本身还有补肾益精、养血润燥、壮阳的良效。葱白味辛、性温，具有通阳的功效。葱烧海参对于因肾阳不足、精血亏虚引起的阳痿、早泄有着一定的疗效，且此食材富含蛋白质，脂肪低，亦可降低胆固醇，一般人群均可日常保健服用，尤其适合血糖高的患者食用。如果长期精神差、注意力不集中、腰膝酸软、疲乏无力、头晕、记忆力下降、精液稀少、勃起困难、射精较快，不妨试试葱烧海参，或许它能让你精神振奋，重振男人"雄风"。

荠菜饺子

原　料：荠菜500克，五花肉400克，饺子皮500克，绍酒1大匙，葱末、姜末、盐巴、香油适量。

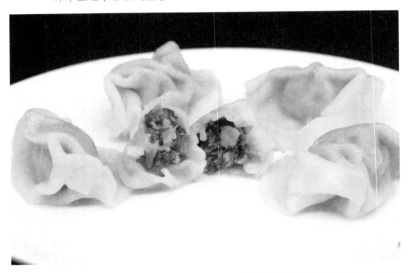

▶ **制作方法** 摘除荠菜的老叶及根，洗净后放入加有少许盐巴的开水内汆烫，捞出后马上入冷水浸泡；五花肉剁成末，拌入所有调味料；将沥干水分的荠菜切碎，放入肉馅中拌匀，加入香油；往饺子皮包入适量的馅料并捏好形状；水开后下饺子，煮至浮起时，反复点水两次即可捞出食用。

▶ **功　效** 清热利湿、平肝明目。

▶ **适用人群** 一般人群。

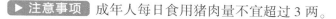 **注意事项** 成年人每日食用猪肉量不宜超过 3 两。

药膳漫谈 立春是二十四节气中的第一个节气，代表着春天的来临。立春将至，荠菜就开始在大江南北的田埂、草地、溪边露出了头。此时的荠菜，鲜嫩翠爽。品尝荠菜能让人心情轻松愉快，刺激舌尖上的每一个味蕾，感受春天的盎然生机与气象万千。春天与肝相应。随着立春的到来，人们要注意保护肝气。荠菜味甘、淡，性凉，归肝、脾、膀胱经，能清热利湿，平肝明目，凉血止血，和胃消滞，用于肾炎水肿、尿痛、尿血、便血、月经过多、目赤肿痛、小儿乳滞、腹泻、痢疾、乳糜尿、高血压等疾病的治疗。现代研究发现，荠菜具有降血压、延长睡眠时间、解热、抗肿瘤等作用。荠菜与猪肉搭配的饺子，蔬菜鲜嫩，肉汁漫溢，口感爽滑，是春季养肝护肝的一道可口菜品，适宜各类人群用于春季保健。

泥鳅炖豆腐

原　料：泥鳅 500 克，豆腐 1 块，蒜瓣 5 个，葱花、生姜、食盐、老抽、料酒、油、白糖、水淀粉、胡椒粉、枸杞子适量。

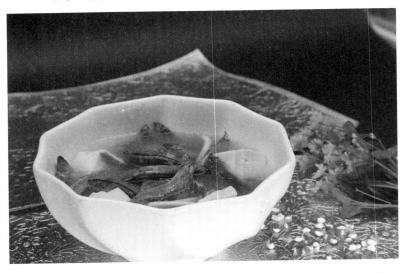

▶ **制作方法** 将泥鳅宰杀去除内脏，同时将豆腐切成 2 厘米见方的块状放入清水中备用，锅中倒油后加入葱花、生姜、蒜瓣爆香，随后加入泥鳅煸炒，加入适量料酒、清水及老抽，再放入适量白糖。武火加热，煮开后撇去浮沫，随后文火煮约 10 分钟，最后加入豆腐开大火炖约 5 分钟，再加入食盐调味，并淋上水淀粉勾芡，出锅后撒上适量胡椒粉、枸杞子即可。

▶ **功　效** 清热利湿、补肾壮阳。

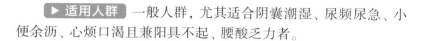

▶ **适用人群** 一般人群，尤其适合阴囊潮湿、尿频尿急、小便余沥、心烦口渴且兼阳具不起、腰酸乏力者。

▶ **注意事项** 不宜与狗肉、何首乌同时服用。

▶ **药膳漫谈** 泥鳅炖豆腐出自《食疗——药用动物》。泥鳅好动，喜钻稀泥，善游走而滑腻。泥鳅有着较强的补肾壮阳功效，亦有较强的利湿作用，它将"通阳利小便"的功效发挥得淋漓尽致。更重要的是，它属于强阳道的专用食材，对于不少肾阳不足之人有着不错的疗效。因此，很多年长的男性喜爱吃泥鳅。

泥鳅炖豆腐既取泥鳅微温之性，又兼有豆腐寒凉之能；既可治疗下焦湿热，又能治疗肾阳不足，可谓利下焦湿热而振阳，强阳道而起痿。凡阴囊潮湿、尿频尿急、小便余沥、心烦口渴、阳具不起、腰酸乏力者，皆可试试这道菜。

紫苏鳝鱼

原　料：鳝鱼 500 克，紫苏叶 15 克，黄瓜 200 克，料酒、蒜瓣、姜片、红辣椒、香叶、草果、食盐、油、生抽适量。

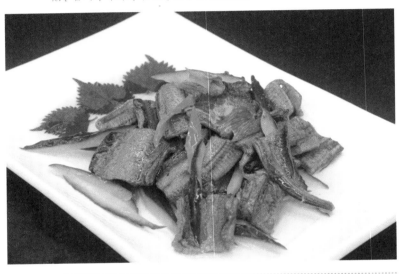

▶ 制作方法 将鳝鱼放入清水中，吐出泥沙。将鳝鱼斩杀去头后切成小块，冲洗干净后滤去血水，在已放入料酒、蒜瓣、姜片、香叶、草果的沸水中焯烫片刻后捞出，在流动的水中冲洗浮沫，沥干水分。蒜瓣、生姜切碎，紫苏取叶，洗净，撕成小片。黄瓜洗净，切成滚刀块；锅中热油，爆香蒜末、姜末，下入鳝鱼，翻炒片刻，中途加适量盐、生抽入味；加适量温水，水量刚好没过鳝鱼，焖煮片刻，下入黄瓜，再加适量盐，黄瓜烧至六七成熟；下入紫苏叶、红辣椒，烧 5 分钟左右，即可起锅装盘。

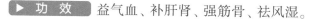 **功　效** 益气血、补肝肾、强筋骨、祛风湿。

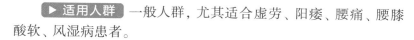 **适用人群** 一般人群，尤其适合虚劳、阳痿、腰痛、腰膝酸软、风湿病患者。

注意事项 虚热及外感疾病者不宜服用。

药膳漫谈 民间有"小暑黄鳝赛人参"的说法，小暑前后鳝鱼最为肥美。鳝鱼肉嫩味鲜，营养价值甚高，鳝鱼肉富含蛋白质、钙质、磷、铁、硫胺素(维生素 B_1)、核黄素(B_2)、尼克酸(维生素 PP)、抗坏血酸(维生素 C)等多种维生素。其能益气血，补肝肾，强筋骨，祛风湿，广泛应用于虚劳、疳积、阳痿、腰痛、腰膝酸软、风寒湿痹、久痢脓血、痔瘘、臁疮等疾病的治疗，被视为补血强壮剂。在不少家庭中，鳝鱼是大叔们的最爱。不过鳝鱼本身的腥味非常难处理，因此，在制作鳝鱼时，大部分人会选择使用大量的生姜和紫苏去腥。紫苏鳝鱼集补肾壮阳、健脾、清热利湿功效于一身，还能益气养血，加上生姜、草果健脾温胃，黄瓜清热利湿，十分适合肾虚兼有湿热之人食用。

韭菜虾仁炒核桃

原　料：韭菜 100 克，核桃 10 克，虾仁 50 克，食盐、生抽、油、红辣椒、蒜末少许。

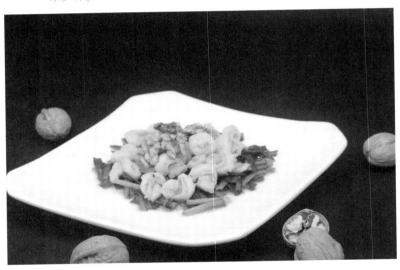

▶ **制作方法** 洗净韭菜后切段备用，在锅内加入油，并放入红辣椒、蒜末、核桃，炒香后放入虾仁、韭菜，待韭菜发软，虾仁变色后，加入少量生抽，快速翻炒约 15 秒后出锅。

▶ **功　效** 补肾壮阳。

▶ **适用人群** 畏寒、精神不振、阴茎勃起功能下降、遗精、头晕、记忆力下降之人。

▶**注意事项**　形体肥胖但身强力壮之人、容易上火之人不宜长期食用。

▶**药膳漫谈**　随着生活、家庭及社会压力逐步增大，现实生活中不少男性因为劳累而出现身体虚弱。劳累正是损耗男性阳气的"头号杀手"。起初，身体过度劳累，会使得人体的阳气逐步被消耗，阴茎勃起功能下降；若坐视不管，则会逐步发展到阳气亏虚阶段，阳气不足则无力固摄生殖之精，此时将更容易出现遗精；若长期精亏，则会出现头晕、记忆力下降、性欲下降等。因此，男性朋友若因长年累月的操劳而导致易疲劳、房事不坚时，便可以考虑给自己补阳了。

身体大量的阳气被日常的工作、压力、奔波消耗时，该如何进补呢？最简单的方法，就是从肾入手。肾乃先天之本，肾之阳气统一身之阳，且开窍于前后二阴，若肾阳旺，则阳气对前阴的固摄能力也会变强，对生殖之精的固摄也是一个重要保障。而且，肾阳充实，人就不容易生病。韭菜虾仁炒核桃有温肾壮阳的功效，方中主料为韭菜，韭菜味辛，性温，归肝、肾、胃经，是温阳补虚，理气行血，固精气之佳品。核桃能补肾，配合虾仁则可增强脾胃运化能力，通过后天资先天，肾阳亦得到扶助，故使人精力旺盛，坚挺持久。

香煎肉苁蓉生蚝

原　料：肉苁蓉30克，山药粉100克，生蚝肉500克，鸡蛋2个，红辣椒末、
　　　　蚝油、生抽、葱花适量。

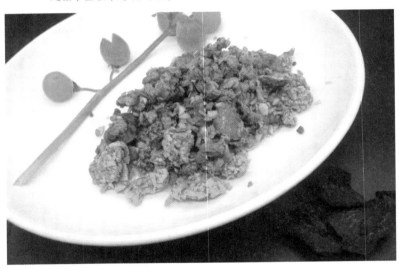

▶ **制作方法** 肉苁蓉经清水浸泡30分钟后，倒入100毫升
水中，用小火熬至水剩30毫升，过滤药渣后留药汁备用；将生蚝
肉挖出洗净，用蚝油、生抽腌制20分钟；鸡蛋、山药粉、葱花混
匀勾芡后，加入腌制的生蚝肉，入油锅大火香煎约5分钟，肉熟
及表皮酥脆后出锅；药汁煮开，加入蚝肉，大火收汁，撒上红辣
椒末、葱花即可。

▶ **功　效** 补肾阳、益精血、润肠通便。

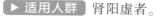 **适用人群** 肾阳虚者。

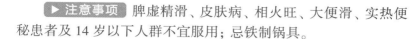 **注意事项** 脾虚精滑、皮肤病、相火旺、大便滑、实热便秘患者及 14 岁以下人群不宜服用；忌铁制锅具。

药膳漫谈 肉苁蓉是中华九大仙草之一，能补肾阳，益精血，润肠通便。现代研究发现，肉苁蓉具有增强人体免疫力功能、改善性功能、促进代谢、延缓衰老等作用。山药能平补肺、脾、肾。生蚝的含锌量居人类食物之首，其肉肥美爽滑，味道鲜美，营养丰富，素有"海底牛奶"之美称；西方称其为"神赐魔食"，日本则称其为"根之源"。另外，生蚝具有保肝、增强免疫力、抗肿瘤、降血糖、延缓衰老等作用。生蚝，如同大海最深情的吻，深深吸引着古今中外许许多多名人贵胄。香煎肉苁蓉生蚝，咸鲜肥美，回味微甜，外酥里嫩，口口酥香，非常适合有健美强身需求的人群日常食用。

灵芝鲜鲍

原　　料：新鲜鲍鱼10只，灵芝10克，龙口粉丝60克，大蒜子100克，葱花、
　　　　　生抽、蒸鱼豉油、食用油适量，西兰花、枸杞子少许(摆盘用)。

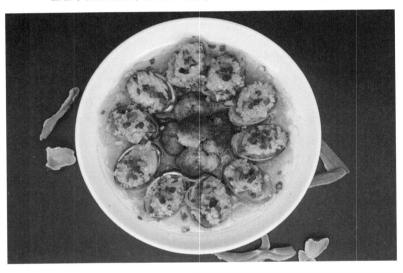

▶ **制作方法** 用铁勺将鲍鱼肉从壳上取出，去掉黑色的沙
包，用牙刷将鲍鱼壳内外刷净。将鲍鱼肉用水洗净后，再在鲍鱼
肉上打上十字花刀，切好后将鲍鱼肉放回壳中。龙口粉丝用热水
泡发后放入碟中，将鲍鱼置于粉丝之上。大蒜切成末，锅中倒入
油，中火加热，待油温升至五成热时，倒入蒜末，用小火炸至明
黄色捞出。将用水浸泡了30分钟的灵芝切碎，与蒜蓉汁混合后淋
在鲍鱼之上。往蒸锅中倒入水，大火煮开，将鲍鱼放入，盖上锅
盖蒸6分钟。取出后，将葱花、生抽、蒸鱼豉油撒在鲍鱼上。锅

中放入少许油，加热，然后将热油迅速淋在每只鲍鱼上即可。

▶ **功　效** 明目补虚、健脾安神。

▶ **适用人群** 一般人群。

▶ **注意事项** 实证患者慎用；痛风及高尿酸血症患者不宜食用；皮肤病患者不宜食用；14 岁以下人群不宜食用。

▶ **药膳漫谈** 鲍鱼是名贵的海珍，被誉为"餐桌黄金，海珍之冠"，其味道鲜美、肉质细嫩、营养丰富。现代研究发现，鲍鱼具有高蛋白，低脂肪，氨基酸种类齐全、配比合理，富含维生素 E 和微量元素等特点，能显著提高人体运动耐力、应激能力和免疫力，同时对学习和记忆有明显的增强作用。唐代的《千金翼方》、宋代的《圣济总录》、清代的《温病条辨》，均记载了含有鲍鱼的药膳。《本草纲目》中记载，鲍鱼性平，味甘、咸，可明目补虚、清热滋阴、养血益胃、补肝肾，故有"明目鱼"之称。灵芝是中华九大仙草之一，能益气血、安心神、健脾胃。灵芝鲜鲍这道菜品能有效缓解疲劳，增强免疫力，延缓衰老，一般人均可食用。

洋参开背虾

原　料：大明虾500克，西洋参片5克，龙口粉丝60克，大蒜100克，生抽、
　　　　蒸鱼豉油、葱花、油适量。

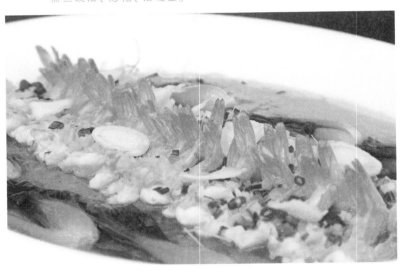

▶ **制作方法** 将大明虾去头、去沙线，破开背部。西洋参片使用清水浸泡30分钟后，熬参取汁。将龙口粉丝用西洋参热汁水泡发后放入盘中，将大明虾肚朝上、背朝下地摆放于粉丝上。将大蒜切成末，锅中倒入油，中火加热。待油温升至五成热时，倒入蒜末，用小火炸至明黄色捞出。将蒜蓉均匀地淋在虾上，并摆入西洋参片。将虾放于蒸锅中蒸5分钟后出锅，淋上生抽、蒸鱼豉油，撒上葱花，浇上热油即可。

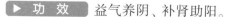 **功 效** 益气养阴、补肾助阳。

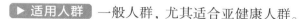 **适用人群** 一般人群，尤其适合亚健康人群。

▶ **注意事项** 不宜与含鞣酸的水果，如葡萄、石榴、山楂、柿子等同食；14 岁以下人群不宜服用。

▶ **药膳漫谈** 大明虾是高蛋白食物，营养价值高，具有补肾助阳、滋阴息风的功效。现代研究发现，大明虾能促进平滑肌和血管的收缩，因而对于治疗阳痿有较好的效果。西洋参不仅能补气养阴，清热生津，还能改善记忆力，增加心肌血流量，增强人体耐疲劳能力和免疫功能。洋参开背虾，肉质细嫩，味道鲜美，易于消化，且能滋阴壮阳，增强体质。当男性感到身心疲惫、力不从心的时候，食用一道口感鲜甜不油腻的洋参开背虾，能神清气爽长精神，滋养生命芬芳，治愈身心疲惫。

黄精肉丸汤

原　料：五花肉 500 克，黄精 20 克，大枣 15 枚，荸荠 10 个，枸杞子 10 克，
　　　　鸡蛋 1 个，胡椒、葱花、食盐、味精、生抽、生粉适量。

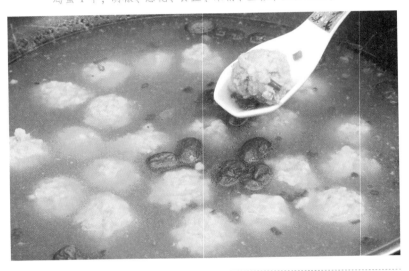

▶ **制作方法**　黄精用水浸泡半小时备用。五花肉剁成肉末，加入鸡蛋、荸荠(剁碎)、生粉、食盐、生抽搅拌均匀，捏成丸子。锅中放水武火烧开，放入黄精、大枣，文火煮 20 分钟，然后放入肉丸、食盐、味精。至肉丸浮起后出锅，撒上枸杞子、葱花、胡椒。

▶ **功　效**　补气养阴、健脾、润肺、益肾。

▶ **适用人群**　一般人群。

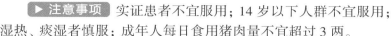 **注意事项** 实证患者不宜服用；14 岁以下人群不宜服用；湿热、痰湿者慎服；成年人每日食用猪肉量不宜超过 3 两。

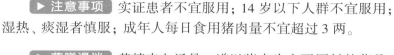 **药膳漫谈** 黄精肉丸汤是一道以猪肉为主要原料的菜品。黄精能补气养阴、健脾、润肺、益肾，是滋养强壮的要药。现代研究发现，黄精能增强人体免疫力，降血脂，增强心脏收缩力，延缓衰老。猪肉能补肾滋阴、养血润燥、益气、消肿。荸荠能清热生津、化痰、消积。枸杞子能滋补肝肾，益精明目。黄精肉丸汤这一菜品肉质肥嫩，口感隽永，清新香甜，能润肠胃、生精血、丰肌体、泽皮肤，营养价值高，是男女老少日常保健时皆可食用的营养汤品。

爆锤桃仁鸡片

原　料：鸡胸肉 400 克，核桃仁 100 克，水发木耳 50 克，上海青 250 克，枸
　　　　杞子 10 克，青椒、红椒各 30 克，葱花、姜片各 8 克，精盐 1 小匙，
　　　　味精、胡椒粉各 1/2 小匙，料酒、淀粉、水淀粉、植物油适量。

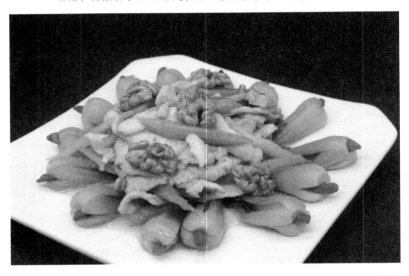

▶ 制作方法 鸡胸肉切成大厚片，两面蘸上淀粉，用擀面杖
锤砸成大薄片，再切成小片；青椒、红椒洗净，均切成三角块；水
发木耳去蒂，洗净，撕成小朵。净锅置火上，加入清水、少许精
盐烧沸，放入鸡胸肉片焯烫至变色，捞出、沥水。上海青洗净，
开水烫熟，与枸杞子摆盘备用。净锅置火上，加上植物油烧热，
下入葱花、姜片炒香，放入核桃仁、青椒块、红椒块、木耳、清水
炒匀，加入精盐、胡椒粉、料酒、味精炒至入味，用水淀粉勾芡，

再放入鸡胸肉片炒匀即可。

▶ 功 效 补肾填精、温肺润燥。

▶ 适用人群 一般人群，尤其适合畏寒、易疲劳、精神不振、腰膝酸软、易出汗、性功能减退之人。

▶ 注意事项 痰火积热、阴虚火旺、大便溏泻者禁服。

▶ 药膳漫谈 核桃仁味甘，性温，能入肺肾，既能补肾填精，又可温肺润燥。《绛雪园古方选注》记载："核桃可解膈内痰饮，膈间痰化而咳止声清；连皮能收肺经耗散之气"，可用于治疗肺肾不足之虚喘。核桃仁作为一种日常食用坚果，生吃或与肉类炒熟均口感优良、营养充足。木耳味甘，性平，归肺、脾、肝经，能补气养血、润肺止咳。鸡胸肉味甘，性温，归脾、胃经，能温中益气、补精填髓，富含多种蛋白质、人体必需氨基酸，是一种极好的天然滋补食物。葱花、姜片作为常用的辅料，辛温发散，不仅能去除鸡肉的腥味，还能增添菜品的鲜味，解油腻。

爆锤桃仁鸡片这道膳食，可脾肾双补，还能益精填髓，对于容易疲乏无力、精神倦怠、汗多、食欲差、腹胀等的亚健康人群十分合适。而且，鸡肉中的脂肪含量低，不饱和脂肪酸较多，肉质细嫩易消化，对体弱的老人、心血管疾病患者和儿童尤为适宜。

蒜蓉西兰花

原　　料：西兰花 1 朵，大蒜 5 瓣，盐、油适量。

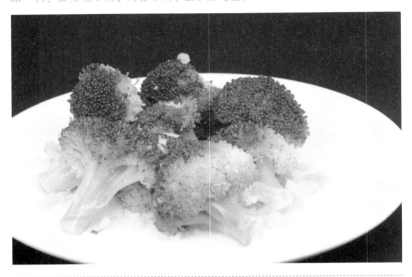

▶制作方法 先用流水冲洗西兰花，然后把西兰花切成小朵（注意沿着西兰花的纵轴切割，以保持西兰花的完整），放入淡盐水中浸泡 15 分钟左右；将浸泡后的西兰花洗净，入开水锅中焯水，水里放少许盐和油，烫至西兰花断生后，捞出沥水；炒锅放适量油，放入 2/3 的蒜粒炸至淡淡的金黄色；将西兰花放入锅中快速翻炒，加入适量盐；放入余下的蒜粒，翻炒均匀即可出锅。

▶ 功　效 解毒杀虫、增强人体免疫力。

▶ 适用人群 一般人群。

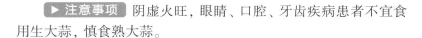

▶ 注意事项 阴虚火旺，眼睛、口腔、牙齿疾病患者不宜食用生大蒜，慎食熟大蒜。

▶ 药膳漫谈 西兰花、大蒜都位列世界卫生组织推荐的十大健康食品之中。西兰花有爽喉、开音、润肺、止咳的功效，被称为"天赐良药"。有一项研究发现，在各种各样的蔬菜中，西兰花的平均营养价值及防病作用居第一。西兰花中的营养成分不仅含量高，而且十分全面，主要包括蛋白质、碳水化合物、脂肪、矿物质、维生素 C 和胡萝卜素等，其中维生素 C 和叶酸的含量尤其丰富。此外，西兰花中的矿物质成分也比其他蔬菜更全面，钙、磷、铁、钾、锌、锰等的含量都很丰富。西兰花具有抗肿瘤、增强肝脏解毒能力、增强免疫力、调节血压、预防心脏病、降低血糖等作用。大蒜能解毒消肿、杀虫、止痢。现代研究发现，大蒜能抗病毒、抗原虫、降血压、降血脂、抗动脉粥样硬化、抑制血小板聚集、溶栓、抗肿瘤、抗突变、阻断亚硝胺合成、增强免疫力等。蒜蓉西兰花，滋味清新，营养丰富，这道天然的保健品老少咸宜，适宜不同人群日常保健时食用。

菠菜馒头

原　料：面粉 300 克，酵母 5 克，温水 150 克，菠菜 100 克，糖 10 克，油 10
　　　　毫升，盐、小苏打适量。

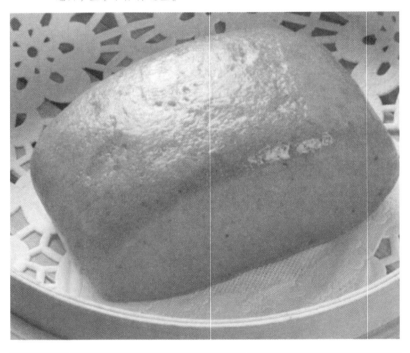

▶ 制作方法　菠菜洗净，锅里放水，加少许盐，水煮开后放
入菠菜焯水 1~2 分钟；菠菜捞出来后立刻泡入凉水里，泡凉后将
菠菜切段，放入破壁机中打成泥过滤，然后加入小苏打拌匀。酵
母在温水、糖中化开，将菠菜泥、酵母水、细砂糖、面粉、油、温

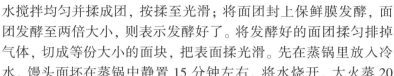

水搅拌均匀并揉成团，按揉至光滑；将面团封上保鲜膜发酵，面团发酵至两倍大小，则表示发酵好了。将发酵好的面团揉匀排掉气体，切成等份大小的面块，把表面揉光滑。先在蒸锅里放入冷水，馒头面坯在蒸锅中静置15分钟左右，将水烧开，大火蒸20分钟左右，关火再焖2分钟就可以了。

▶ 功　效　养血、止血、润燥。

▶ 适用人群　一般人群，尤其适合痔疮、便血、习惯性便秘、坏血病、高血压病、贫血、糖尿病、夜盲症患者，以及皮肤粗糙、过敏、松弛者。

▶ 注意事项　患有尿路结石、肠胃虚寒、大便溏薄、脾胃虚弱、肾功能不全、肾炎和肾结石等病症者不宜多食或忌食。不宜与黄瓜、豆腐同食；烹调时间不宜过长。

▶ 药膳漫谈　菠菜是世界卫生组织推荐的十大健康食品之一，有"营养模范生"的美称。它富含类胡萝卜素、维生素 C、维生素 K、矿物质(钙质、铁质等)、辅酶 Q10 等多种营养素。菠菜富含的叶黄素也能对视网膜黄斑变性起到较好的预防作用。并且，菠菜中还含有丰富的维生素 B_2、$\beta-$胡萝卜素、维生素 C、叶酸等，可对眼睛起到很好的保护作用。菠菜能养血、止血、平肝、润燥。

酸枣仁粥

原　料：酸枣仁 10 克，熟地黄 10 克，粳米 30~60 克。

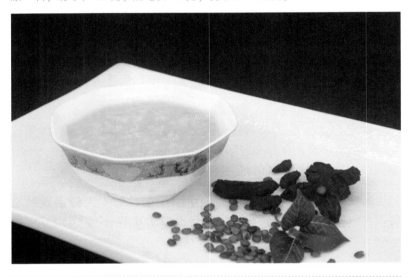

▶ 制作方法　将酸枣仁微炒，捣碎，与熟地黄共煎取药汁，再以药汁煮粥。

▶ 功　效　养血和胃、宁心安神。

▶ 适用人群　心悸、疲乏、记忆力下降、入睡困难、睡时易醒之人。

▶ 注意事项　有实邪、脾胃虚弱、气滞痰多、腹满便溏者慎服。

▶ **药膳漫谈** 睡眠是人类健康的基石。但睡眠的问题对于很多人来说，却是非常烦心的事。失眠的发病机制较复杂，有因血病，也有因气病，还有因食病，或阴虚，或相火旺，变化纷繁。因此，诸多医家针对失眠设立了诸多治法和方药。在诸多处方中，酸枣仁具有较强的养血安神功效，是治疗失眠的方剂中最常见的药物之一。现代研究发现，酸枣仁能镇静催眠、镇痛、抗心律失常、抗心肌缺血、降血压、降血脂、抗动脉粥样硬化、增强免疫力。

鉴于酸枣仁出色的安神效果，不少人将酸枣仁作为治疗失眠的必备之品。值得注意的是，酸枣仁本身作为养血安神药，主要是针对心肝血虚导致的失眠。这类失眠常常表现为心悸、疲乏、记忆力下降、入睡困难、睡时易醒等症状。《太平圣惠方》中便有一道专门针对这一类失眠的药膳——由酸枣仁、熟地黄、粳米制成的酸枣仁粥。酸枣仁可养心、补肝、宁心、安神，熟地黄能补精血，粳米可和胃，三者搭配标本同治；同时，粥的口感甜而不腻，入口留香，长期服用，还会大大改善心肝不足型失眠伴随的诸多症状。

柏子仁粥

原　料：柏子仁 10 克，粳米 60 克，蜂蜜适量。

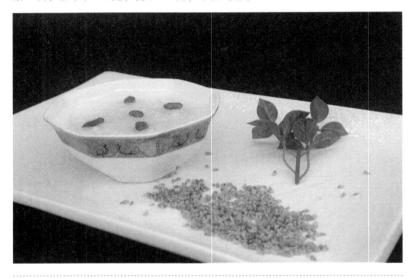

▶ **制作方法** 将柏子仁捣烂煮粥，食时调入蜂蜜。

▶ **功　效** 养血安神、润肠通便。

▶ **适用人群** 入睡困难、心悸心烦、头晕健忘、大便干燥、盗汗之人。

▶ **注意事项** 便溏及痰多者慎服。

▶ **药膳漫谈** 柏子仁粥出自《粥谱》。若是因阴血亏虚而导致失眠的患者同时还伴有便秘，酸枣仁粥虽有一定的功效，但对于便秘的治疗，还是力有未逮。这时就可有请兼备养心安神、润肠通便两种功效的柏子仁出场。柏子仁适用于因阴血亏虚、心失所养而导致的虚烦失眠、心悸、头晕健忘、肠燥便秘、阴虚盗汗等症状，具突出的功效便是安神和通便。柏子仁适合阴血不足导致的肠燥便秘，而这种便秘往往是慢性的，且伴有轻微口干、心烦之症，加之阴血不足，心失所养，君火不明，则相火妄动，扰乱心神，随之出现失眠的症状。柏子仁能养心安神、润肠通便，加上粳米而成的柏子仁粥，口感温润，阴血不足之人在食用后会有一种清爽感。食用一段时间后，阴血补足，大便通畅，失眠将有效改善。

红枣蜂蜜芝麻糊

原　料: 红枣 5 枚, 黑芝麻粉 60 克, 蜂蜜 10 克。

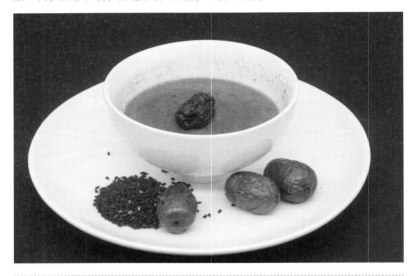

▶ 制作方法　将红枣浸泡半小时, 加适量水, 小火煎煮 30 分钟, 煮至红枣烂熟后, 加入蜂蜜、黑芝麻粉搅拌均匀。

▶ 功　效　润肠通便。

▶ 适用人群　便秘人群。

▶ 注意事项　痰湿内蕴、中满痞闷者禁用。

▶ 药膳漫谈　生活节奏快, 生活压力大, 饮食不规律, 内分泌失调, 很容易引起人们虚火内生, 津液不足, 导致便秘。此类便秘多是由津液不足、肠道干涩、大肠传导失职所致。而红枣蜂蜜芝麻糊对阴虚所致的便秘有较不错的疗效。中医认为红枣能益气养血。蜂蜜味甘，性凉，入肺、脾、大肠经，可润肠通便。《本草纲目》记载："蜂蜜入药之功有五，清热也，补中也，解毒也，润燥也，止痛也，生则性凉，故能清热；熟则性温，故能补中……柔而濡泽故能润燥，治大便不通，诚千古神方也。"黑芝麻性味，甘平，具有滋补肝肾、养血益精、润肠通便的功效。《神农本草经疏》记载："芝麻，气味平和，不寒不热，益脾补肝之佳谷。"红枣蜂蜜芝麻糊既能清热润燥，又能温中补虚，它不仅是治疗各种便秘的良方，而且是延年益寿的佳品。

无花果核桃奶

原　料：无花果干5克，纸皮核桃3个，纯牛奶400毫升。

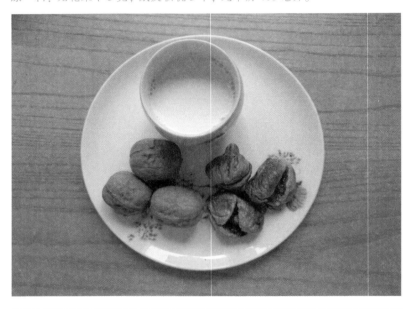

▶ **制作方法** 将纸皮核桃仁取出，与无花果干、纯牛奶一同放入家用破壁机中打碎，大火烧开，文火煮5分钟后，倒入杯中即可饮用。

▶ **功　效** 清热生津、健脾开胃。

▶ **适用人群** 一般人群，尤其适合老人、小孩、脑力劳动者用于日常的脑保健。

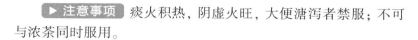

▶**注意事项**　痰火积热，阴虚火旺，大便溏泻者禁服；不可与浓茶同时服用。

▶**药膳漫谈**　无花果是世界上最古老的栽培果树之一，经济价值、保健价值、药用价值俱佳，是无公害的绿色食品，被誉为"21世纪人类健康的守护神"。无花果能清热生津、健脾开胃、解毒消肿，可以治疗咽喉肿痛、燥咳声嘶、肠热便秘、食欲不振、消化不良、泄泻痢疾、痈肿、癣疾等疾病。现代研究发现，无花果能抗肿瘤、增强免疫力、镇痛。无花果味甘，有"糖包子"的美誉，使这道植物性牛奶饮品味道香甜可口，十分甘美。核桃是世界"四大干果"之一，有"长寿果"的美誉。从古至今，核桃深受海内外百姓喜爱，风靡全世界。核桃能补肾、温肺、润肠。吃核桃能补脑，小孩多吃可益智，长者多吃可防记忆力衰退。现代科学研究表明，核桃中86%的脂肪是不饱和脂肪酸，富含铜、镁、钾、维生素 B_6、叶酸和维生素 B_1，也含有纤维、磷、烟酸、铁、维生素 B_2 和泛酸，能够滋养大脑细胞，促进脑细胞新陈代谢，改善大脑疲惫状态。无花果核桃奶，营养丰富，风味独特，老幼咸宜，可以作为老年人脑保健的日常饮品，也适合学习备考、熬夜加班、经常用脑的白领或学生饮用，以补充大脑营养。

灵芝孢子粉饮品

原　料：灵芝孢子粉 2 克。

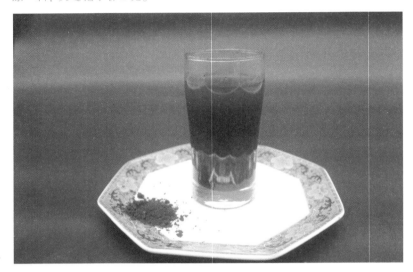

▶ 服用方法　将灵芝孢子粉 2 克放入容器内，开水冲服。

▶ 功　效　补气安神、健脾益肺。

▶ 适用人群　适宜虚劳体弱、失眠多梦、咳嗽气喘的人群服用。

▶ 注意事项　14 岁以下人群不宜服用。

▶ 药膳漫谈　灵芝为中华九大仙草之一。灵芝孢子是灵芝在生长成熟期从灵芝菌褶中弹射出来的灵芝的种子。灵芝孢子粉具有灵芝的全部遗传物质和保健作用。其药用价值日益受到重视，研究发现灵芝孢子具有增强机体免疫力、抑制肿瘤、预防肝损伤、降血脂、降血压、降血糖、改善神经衰弱、防护辐射的作用。灵芝孢子有两层由几丁质和葡聚糖构成的孢壁，且具有同心圆的层网结构，质地坚韧，耐酸碱，极难氧化分解，因此，限制了人们对孢内有效物质的消化吸收。为了充分利用灵芝孢子内的有效物质，必须对孢子粉进行破壁，以便于人们对其有效物质的利用。科学实验证实，服用未破壁的孢子，只有 10% ~ 20% 的有效成分能被人体吸收，而破壁之后的孢子，有效成分吸收率在 90%以上。灵芝孢子粉能补气安神、健脾益肺。适宜虚劳体弱、失眠多梦、咳嗽气喘的人群服用。

第七章

夏季养生药膳

"三仙"鸡片（名医药膳）

推荐人：张涤(湖南省"白求恩奖章"获得者，湖南中医药大学第一附属医院)。
原　料：焦麦芽 30 克，焦山楂 30 克，焦神曲 30 克，山药粉 100 克，鸡胸肉
　　　　500 克，鸡蛋 2 个，蚝油、生抽、油适量。

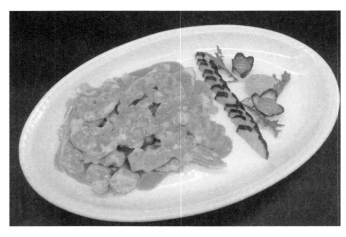

▶ **制作方法** 将焦麦芽、焦山楂、焦神曲加入 300 毫升水中，用小火熬至 100 毫升，过滤药渣后留药汁备用；将鸡胸肉洗净切片，用蚝油、生抽腌制 20 分钟；鸡蛋、山药粉混匀勾芡后，加入腌制的鸡胸肉，入油锅大火爆炒 2~3 分钟，肉熟及表皮酥脆出锅；药汁煮开，加入鸡肉及调料，大火收汁。

▶ **功 效** 健脾和胃、消食导滞。

▶ **适用人群** 伤食、疾病初愈、脾虚所致的纳呆食少、腹胀、恶心等小儿。

▶ **注意事项** 脾阴虚者不宜服用；无积滞者慎服。

▶ **药膳漫谈** 焦麦芽、焦山楂、焦神曲三者被称为"焦三仙"，均有健脾和胃、消食导滞的功效，且为药食两用之品，但又各有特点。焦麦芽偏于消化淀粉类食物，焦山楂偏于消化肉类及油腻过多的食物，焦神曲偏于消化米面食物。三者相须合用，具有显著的健脾消食功能。山药性甘、平，为滋补脾胃之佳品，具有促进消化、调节机体对非特异性刺激的反应和增强免疫功能等作用。鸡胸肉蛋白质含量较高，且易被人体吸收，具有温中益气、补虚填精、健脾益胃等功效。因此，"三仙"鸡片是一道健脾开胃、消食导滞的药膳，伤食、疾病初愈、脾虚所致的纳呆食少、腹胀、恶心等小儿多可食用。

虫草西瓜鸭（名医药膳）

推荐人：邹燕勤（国医大师，江苏省中医院）。

原　　料：冬虫夏草3克，鸭子1000克，西瓜1个，生姜5克，葱、盐适量。

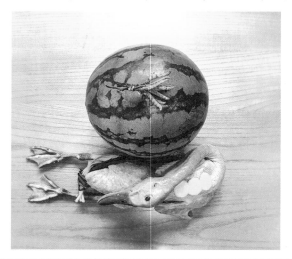

▶ **制作方法** 将鸭子洗净，切块，放入沸水中焯水，捞出后，用凉水洗净。冬虫夏草用温水洗净泥沙，姜切片、葱打结，待用。在西瓜蒂处切开碗大的口，用汤勺挖去瓜瓤，留少量西瓜汁，将鸭块、冬虫夏草、生姜、葱结、盐放入西瓜内。把切下的瓜蒂盖在西瓜开口处，用竹签插封好。将西瓜放于蒸锅内，用大火蒸1.5小时，至鸭肉酥烂，捡去葱结即成。

▶ **食用方法** 食肉、喝汤、吃冬虫夏草。

▶ **功　效** 益肾、养肺、健脾，补虚扶正，强身健体。

▶ **适用人群** 慢性肾脏病及其他慢性病患者、肿瘤康复期患者，中老年人、体质虚弱者、产后体虚者、亚健康人群等。

▶ **注意事项** 西瓜性凉，虫草西瓜鸭适宜夏季服用。妊娠早期妇女、14 岁以下少年儿童及痰湿体质者不宜食用。

▶ **药膳漫谈** 冬虫夏草为中华九大仙草之一，与人参、鹿茸齐名，能补肾益肺，止血化痰。《本草纲目拾遗》谓其"功与人参同""能治诸虚百损"。现代研究发现，冬虫夏草能增强免疫力，抗癌，抗心律失常，降胆固醇，促进物质代谢，调节性功能紊乱，抗炎，抗菌，抗肾损伤等。国医大师邹燕勤教授的父亲、一代名医肾病宗师邹云翔教授，常用冬虫夏草配伍其他药物治疗虚劳，如尿毒症、肾结核等，多获良效。冬虫夏草与鸡、鸭、鱼、肉炖食，是民间早已采用的食养疗法之一，历代医籍亦多有记载。国医大师邹燕勤是我国著名的中医肾病学家，她在总结其父邹云翔教授运用冬虫夏草治疗肾病的经验，以及民间传统食养药膳的基础上，对食药搭配、外形、口感进行改良，创制药膳虫草西瓜鸭。冬虫夏草味甘性温，可补肺益肾，治诸虚百损；鸭肉味甘性凉，具有补虚、养胃、除烦、消肿的功效；西瓜味甘，性偏凉，能清暑、生津、利水。虫草西瓜鸭，性味平和，肉软嫩，味鲜甜，汁清爽，无药之苦口，营养丰富，能补充人体营养、帮助恢复体力、提高免疫功能，是色、香、味、形、功效俱佳的滋补良方。入夏之时，亦可用药性偏凉且具有补气生津、滋养肝肾作用的金蝉花代替冬虫夏草，是夏季清补佳品。

海参小米粥

原　料：即食海参 3 只，小米粥 100 克，鸡汤 200 毫升，葱结、姜、料酒适量。

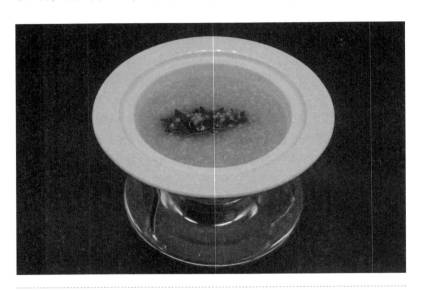

▶ **制作方法** 小米洗净、蒸熟备用。锅中水烧开，放入葱结、姜、料酒、海参，焯水去腥。捞出海参，放入凉水中。将鸡汤烧开，加入海参、小米，文火炖煮 5 分钟。

▶ **功　效** 补肾益精、养血润燥。

▶ **适用人群** 一般人群保健强身均可服用，尤其适合工作学业繁忙之人、老年人和病后体虚者。

▶ **注意事项** 脾虚不运，有外邪者禁服；不宜与杏仁同服。

▶ **药膳漫谈** 海参在各类山珍海味中位尊"八珍"。其性补益,类似人参,故名海参。海参能补肾益精、养血润燥、止血,用于治疗精血亏损、虚弱劳怯、阳痿、梦遗、肠燥便秘、肺虚咳嗽咯血、肠风便血、外伤出血等疾病。海参体内不但富含氨基酸、维生素和化学元素等人体所需的 50 多种营养成分,还含有多种生物活性物质,如酸性黏多糖、皂苷和胶原蛋白等,而且其活性物质的药理活性十分广泛。现代研究发现,海参能抗肿瘤、抗凝血、抑制血小板聚集、兴奋肌肉、增强免疫力、抗辐射损伤、抗真菌、降血脂。小米为五谷之首,是明清两代的贡米。相传勤政的康熙皇帝每每深夜批阅公文时,都要用"贡米"熬成米汤驱赶倦意,直到东方发白,遂赐名"东方亮"。小米色泽金黄、颗粒均匀、口感甜润、香甜可口、营养丰富。海参小米粥,香甜软糯,爽滑润口,一般人群保健强身均可服用,尤其适合工作学业繁忙之人、老年人和病后体虚者。

椰汁燕窝

原　料：燕窝 5 克，椰皇椰子 1 个，蜂蜜适量。

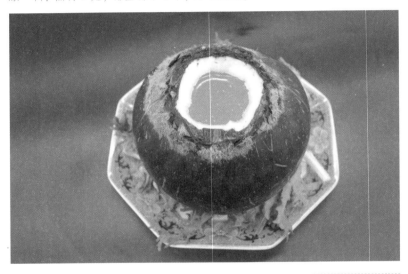

▶ **制作方法** 将燕窝放进无水、无油的大碗里，加纯净水浸泡 3 个小时；3 小时后燕窝明显变大、变软，换 1 次水，继续浸泡 3 小时，拣去杂毛，去净杂质，撕成小块；将椰皇椰子顶部开 1 个小口，将燕窝放入；将椰子放入蒸锅中，开锅后转小火炖 30 分钟后，加入蜂蜜。

▶ **食用方法** 早餐前空腹服用。

▶ **功　效** 养阴润燥、益气补中。

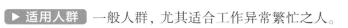

▶**适用人群** 一般人群，尤其适合工作异常繁忙之人。

▶**注意事项** 燕窝是清补佳品，不宜与鸡汤、冰糖等滋腻食物同煮；成人食用燕窝每次 3~5 克，每周 1~2 次为宜。

▶**药膳漫谈** 燕窝是传统的滋补美食，历来被奉为"补虚理痨之圣药"，既是"药中至平至美之味"，也是"食品中之最驯良者"。据《乾隆三十年江南节次膳底档》记载，乾隆皇帝几次下江南，每日清晨，必空腹服用冰糖燕窝粥。事务繁忙、日理万机之人，心火炎于上，肾水伤于下，相火升浮，暗耗肝阴，动扰肺阴，致使五志之火燎原，二阴之水耗竭，长此以往，容易出现虚劳咳嗽、体质虚弱。现代研究发现，燕窝营养丰富，干燕窝含有 50% 左右的水溶性蛋白质，以及碳水化合物、微量元素（钙、磷、铁、钠、钾）、对促进人体活力起重要作用的氨基酸（赖氨酸、胱氨酸和精氨酸）等。燕窝能养阴润燥、益气补中、化痰止咳，可以治疗久病虚损、肺痨咳嗽、痰喘、咯血、吐血、久痢、久疟、噎膈反胃、体弱遗精、小便频数等疾病。现代研究发现，燕窝能抗炎、抗病毒、滋补强壮。清代已总结出一套吃燕窝的经验，"此物至清，不可以油腻杂之；此物至文，不可以武物串之"。根据"以清配清，以柔配柔"的原则，椰子能补脾益肾，蜂蜜能补中润燥，燕窝与椰汁、蜂蜜相配，补而能清，大补虚劳，适宜久病体虚、工作学业十分辛劳之人日常食用。

薏苡仁冬瓜排骨汤

原　料：排骨 500 克，薏苡仁 100 克，冬瓜 200 克，生姜 30 克，枸杞子、食盐、色拉油、味精、鸡精、料酒、葱花适量。

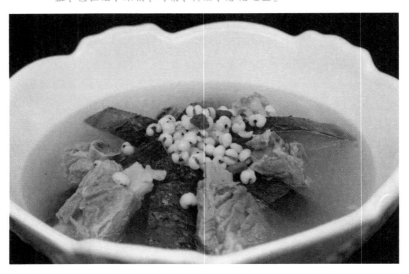

▶ **制作方法** 先将排骨洗净切段，冷水下入锅中焯水，待水煮开约 5 分钟后将其捞出，洗净肉上浮沫，随后将生姜切片，冬瓜切块备用，锅洗净后加入适量色拉油，油温稍热时加入生姜片，炒出香味后加入排骨煸炒 30 秒左右，再放入适量料酒，然后加入水、薏苡仁，待水煮开后将其放入砂锅中，往砂锅中加入适量味精、鸡精，盖上砂锅盖小火慢炖 20 分钟左右后放入冬瓜，再炖制约 15 分钟，加入食盐，撒上葱花、枸杞子即可出锅。

▶ **功 效** 清热利湿。

▶ **适用人群** 尿频尿急、小便短黄、尿道灼热、小便味臊、阴囊潮湿、大便稀溏、肛门灼热之人。

▶ **注意事项** 脾虚无湿，大便秘结者不宜服用。

▶ **药膳漫谈** 肾阴不足者往往性欲虚性亢奋，容易出现腰膝酸软、低热、口稍干、易疲劳、盗汗等症状。而下焦湿热盛者多出现阴囊潮湿、大便溏而臭、小便黄、尿频、尿急、尿不尽等表现。若阴虚和湿热兼有，则上述症状均可能出现。湿邪致病的特点是病情缠绵难愈。为缩短病程或防止湿热留滞在下焦，可选择一些食物来进行调护。薏苡仁和冬瓜均可清热利水道，治疗湿热聚于下焦，且属于常见食材，可长期食用。

而肾阴虚兼有湿热该怎么办呢？那就加上排骨吧。猪肉对于肾阴虚患者无疑是久旱之甘霖，虽长期食用有变胖的风险，但定期食用补阴效果明显。而且排骨的滋腻之性可由薏苡仁和冬瓜利水之功被减损一部分，因而薏苡仁冬瓜排骨汤喝起来反而不油腻。

若长期为肾阴虚湿热体质者，不妨试试薏苡仁冬瓜排骨汤。

红枣焖鸭

原　料：仔鸭 1 只，红枣 35 克，虫草花 10 克，葱段 15 克，姜片 10 克，精盐 2 小匙，冰糖 20 克，老抽、枸杞子适量。

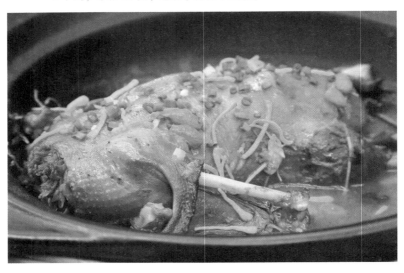

▶ **制作方法** 红枣用温水浸泡片刻，取出冲净，去掉果核；仔鸭洗涤整理干净，放入清水锅中焯烫一下，捞出、沥水。将仔鸭放入热锅中炒干水分，放入葱段、姜片煸炒出香味。加入虫草花、老抽、冰糖、枸杞子、红枣及泡红枣的清水焖炖 25 分钟至仔鸭块熟烂，加入精盐调好口味，出锅装碗即可。

▶ **功　效** 滋阴降火。

▶ **适用人群** 腰膝酸痛、头晕耳鸣、失眠多梦、手脚心热、盗汗之人，男性性欲虚亢亦适用。

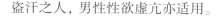 **药膳漫谈** 当代男性出现腰膝酸痛、耳鸣多梦等症状时，多误以为是阳虚惹的祸，殊不知肾阴不足也会如此。肾阴不足指的是肾滋养及濡润功能减弱而引起腰膝酸痛、头晕耳鸣、失眠多梦，或出现潮热盗汗、胸口烦热、咽干颧红、舌红干咳等表现。常见男子遗精。肾主骨生髓，腰为肾之府，肾阴不足，髓减骨弱，骨骼失于濡养，故腰膝酸软无力而痛；脑为髓海，肾阴不足，则髓海失充，故头晕耳鸣；阴虚则生内热，肾阴亏损，虚热内蒸，则潮热盗汗、五心烦热、咽干颧红；舌红少津、脉细弱，为阴虚内热之征。

而这种肾阴虚的症状该如何处理呢？最简单的，就是滋阴降虚火。肾阴对人体各脏腑组织器官起着滋养、濡润的作用，故又称"元阴""真阴"。肾阴充足，各脏腑组织得到濡养，功能活动正常。若素体禀赋不足，或久病伤肾，或房事过度，或热病伤阴，或过服温燥劫阴之品，则会损伤肾阴致肾阴不足，使滋养、濡润功能减弱，从而形成肾阴虚证。那什么菜能针对这种肾阴虚状态呢？红枣焖鸭则有滋阴降火的功效，方中主料为鸭肉，鸭肉味甘、微咸，性凉，归肺、脾、肾经，能滋阴利水，为阴虚火旺者之佳品，配合红枣之健脾护胃之品，可增加脾胃之运化能力，通过后天资先天，故使人肾阴充足。

枸杞子三文鱼沙拉

原　料：枸杞子 10 克，烟熏三文鱼 50 克，小番茄 10 个，苦菊 50 克，黄瓜 1
　　　个，沙拉汁、沙拉酱适量。

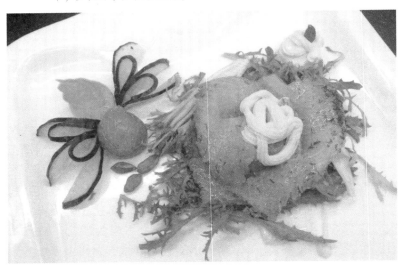

▶ 制作方法　枸杞子、蔬菜清洗干净，盐水浸泡数分钟。小番茄对半切开；小黄瓜先对半切开，然后再切片。苦菊冲洗干净后折成小段。把所有准备好的食物放在一个盘子里，放入沙拉汁、沙拉酱拌匀；三文鱼对折后卷起来，卷成玫瑰花的样子，摆在拌好的菜上即成。

▶ 功　效　明目健脑。

▶ 适用人群　一般人群，尤其适合老人、青少年日常脑保健。

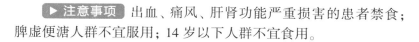

▶ **注意事项** 出血、痛风、肝肾功能严重损害的患者禁食；脾虚便溏人群不宜服用；14 岁以下人群不宜食用。

▶ **药膳漫谈** 三文鱼是世界卫生组织推荐的十大健康食品之一，被国际美食界称为"深海鱼皇"。三文鱼含有对人体各种生理功能起重要作用的矿物质和微量元素，如钙、磷、铁、锰、锌、镁、铜等。常吃三文鱼可降低心脑血管病的发病风险，三文鱼富含的不饱和脂肪酸，有助于降低血脂，同时二十碳五烯酸（EPA）和二十二碳六烯酸（DHA）还对儿童脑神经细胞发育和视觉发育起到至关重要的作用。因此，常吃适量的三文鱼对于中老年人心脑血管疾病的预防以及儿童智力和视力的发育都颇有裨益。枸杞子三文鱼沙拉富含维生素 C 和膳食纤维，营养丰富，味道鲜美，老少咸宜，且具有很好的眼保健、脑保健功效。

蓝莓山药泥

原　料：铁棍山药1支，蓝莓酱适量。

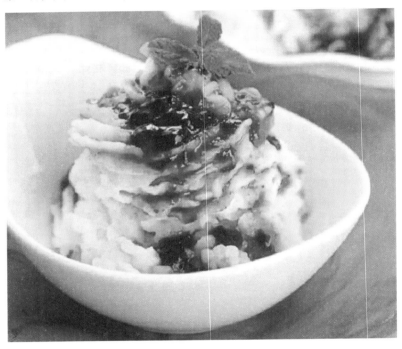

▶ **制作方法** 山药洗净，切段，上锅蒸熟。蒸熟后的山药去皮。放入保鲜袋中用擀面杖压泥，再放入蓝莓酱用擀面杖擀匀。保鲜袋剪一小口，挤出蓝莓山药泥在盘中。上面用蓝莓酱点缀。

▶ **功　效** 平补肺、脾、肾。

▶ **适用人群** 一般人群。尤其适合脾虚、用眼过度者。

▶ **注意事项** 人体接触到生山药的黏液，容易引起强烈的瘙痒，建议先将山药蒸熟，使黏液变性，然后去除山药皮；湿盛中满，或有实邪、积滞者禁食。

▶ **药膳漫谈** 山药既是一味药物，也是餐桌上的常用食材，性质平和，但强而有力。山药能平补脾、肺、肾，治疗脾虚泄泻、肺虚久咳、肾虚遗精、消渴等疾病。现代研究发现，山药能降血糖、增强消化功能、提高免疫力、提高耐受性、延年益寿等。清代名医叶天士认为，山药味甘益脾，脾气充则身轻，脾血旺则不饥，气血调和，故延年也。蓝莓是世界卫生组织推荐的十大健康食品之一。蓝莓含有丰富的营养成分，尤其富含花青素，它不仅具有良好的营养保健作用，还具有防止脑神经老化、强心、抗肿瘤、软化血管、增强免疫力等功能。因为蓝莓具有较高的保健价值，所以其风靡世界，是世界粮食及农业组织推荐的五大健康水果之一。蓝莓山药泥，味道清甜，易于消化，制作简单，营养丰富，老少咸宜。

红枣发糕

原　　料：低筋面粉 220 克，红糖 65 克，温水 200 克，酵母粉 5 克，红枣 10 枚。

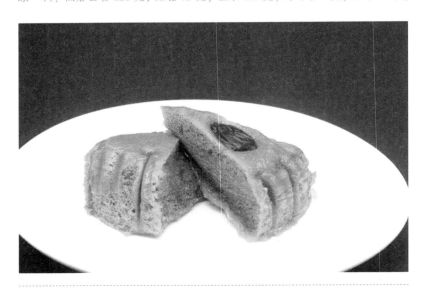

▶ **制作方法** 将红糖倒入温水中搅拌均匀。倒入 5 克酵母，搅拌均匀。面粉过筛，把红糖酵母水倒入面粉中，搅拌均匀。将面糊倒入模具中，包上保鲜膜发酵到原来的两倍大。将红枣洗净放在面糊表面。冷水上锅蒸，水烧开后转中小火蒸 25 分钟，时间到之后不要马上打开锅盖，让水蒸气的余温再焖 5 分钟。起锅切块，美味即成。

▶ **食用方法** 食用红枣时，应丢弃硬皮，以免影响消化。

▶ **功　效**　补中益气、养血安神。

▶ **适用人群**　一般人群。

▶ **注意事项**　湿盛、痰凝、虫积、齿病之人慎服或禁服；糖尿病患者不宜食用；鲜枣不宜多吃，否则易生痰、助热、损齿。

▶ **药膳漫谈**　红枣作为滋补佳品，素有"日食三枣，长生不老"之说，而且它的维生素含量非常高，有"天然维生素丸"的美誉，被奉为"百果之王"。大枣能补中益气、养血安神，现代研究发现，其具有促进睡眠、护肝、抗变态反应、抗肿瘤等作用。唐代药王孙思邈，享年 101 岁，长寿且健康，他常年食用红枣，十分推崇红枣养生，他认为大枣"久服轻身，常年不饥，似神仙"。年逾百岁的国医大师颜正华介绍自己的长寿秘诀，主要是得益于坚持了 30 余年的饮食习惯：每天早餐食用蒸熟的大枣 5～10 枚。红枣发糕闻之鲜香扑鼻，食之甜而不腻，松软适口，易于消化，一般人群强身保健均可食用，尤其适合儿童、老人以及体虚气弱、乏力倦怠、心悸失眠、食欲不振之人。

一品莲肉糕

原　料：莲肉 125 克，粳米 125 克，茯苓 60 克，黄油、白砂糖适量。

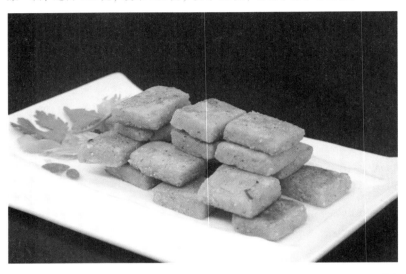

▶ **制作方法** 将莲肉、粳米、茯苓炒香，打成粉，随后全部搅拌均匀。再将适量水、白砂糖加温调化后混入混合粉末中搅拌均匀揉成团，切成小剂子。锅中放黄油，将一品莲肉糕煎至四面金黄即熟。

▶ **功　效** 健脾化湿。

▶ **适用人群** 腰酸、疲劳、精神不振、性欲下降、身体肥胖、小便清长、便溏、阴茎勃起无力、射精过快、纳食不香之人。

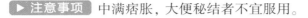 **注意事项** 中满痞胀，大便秘结者不宜服用。

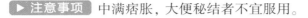 **药膳漫谈** 一品莲肉糕出自《中国中医药报》。一品莲肉糕中的莲肉和茯苓的剂量较大，因此其健脾利湿的功效显著，适合脾虚湿盛之人食用，若食少便溏、精神不振，不妨每天吃一块或两块一品莲肉糕。

茯苓饼子

原　料：白茯苓120克，精白面60克，黄油适量。

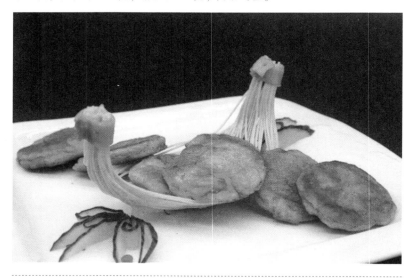

▶ **制作方法** 将茯苓粉碎成极细末，与白面混合均匀，加水揉成面团。锅中放黄油，将茯苓饼子煎至两面金黄即熟。

▶ **食用方法** 当主食食用，每周食用1~2次。

▶ **功　效** 利水渗湿、健脾宁心。

▶ **适用人群** 一般人群，尤其适合肥胖、易昏沉、口中痰多、欲减肥之人。

▶ **注意事项** 阴虚无湿热、虚寒滑精、气虚下陷者慎服。

▶ **药膳漫谈** 茯苓饼子出自《儒门事亲》。茯苓为中华九大仙草之一，有"四时神药"之美誉。茯苓能利水渗湿、健脾、宁心，用于水肿尿少、痰饮眩悸、脾虚食少、便溏泄泻、心神不安、惊悸失眠等疾病的治疗。现代研究发现，茯苓能利尿、预防胃溃疡、预防肝损伤、抗肿瘤、增强免疫力等。相传北京香山的法海寺，有位 99 岁高寿的老方丈，常常烙制茯苓饼食用。"人生在世不求仙，五谷百草保平安"，茯苓补而不峻，利而不猛，有养生健身奇效。茯苓饼甜香味美，清爽适口，价格低廉，非常适合一般人群作为日常滋补主食食用。

八仙糕

原　料：人参 5 克，山药、茯苓、芡实、莲肉各 20 克，糯米 100 克，粳米 100
克，白糖、蜂蜜适量。

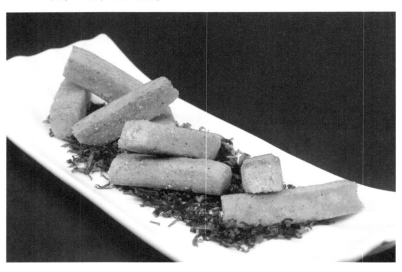

▶ **制作方法** 将全部药物和食材炒香，打成粉，随后加水搅
拌均匀，揉成米团，切成小剂子。锅中放黄油，将八仙糕煎至四
面金黄即熟。

▶ **功　效** 脾肾同补、固精泄浊。

▶ **适用人群** 腰酸、疲劳、精神不振、性欲下降、身体瘦弱、
小便清长、阴茎勃起无力、射精过快、纳食不香之人。

▶ **注意事项** 外感疾病者禁食。

▶ **药膳漫谈** 八仙糕是《外科正宗》中的扶正药膳，其功效卓著，专门针对正气不足、脾肾亏虚之人，适合大部分男性食用。

人参有补元气之功效，脾肾皆可得养，而山药补而不滞，亦属健脾益肾之佳品，茯苓有健脾利湿之功效，莲子配芡实固精而不留浊，糯米、粳米本可养脾胃亦可使人耐饥，白糖、蜂蜜适当调味，全方共奏健脾益肾之功，且药性无寒热之偏倚，适合长期食用。故《外科正宗》云："但遇知觉饥时，随用数条甚便，服至百日，轻身耐老，壮助元阳，培养脾胃，妙难尽述。"可见其不仅可作为男性阳痿、早泄的通用药膳，还能代餐，长期食用有延年益寿的功效。

桑椹子蓝莓酸奶

原　料: 桑椹子 10 克, 蓝莓 10 克, 酸奶 200 克。

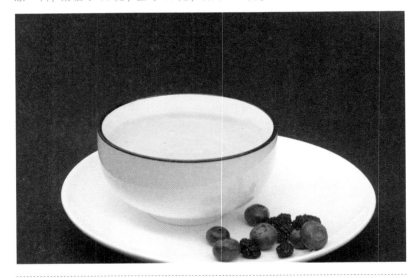

▶ **制作方法** 将新鲜的桑椹子、蓝莓洗净, 拌入酸奶之中。

▶ **功　效** 滋阴养血、明目生津。

▶ **适用人群** 一般人群。尤其适合脾虚、用眼过度者。

▶ **注意事项** 脾胃虚寒、便溏者禁服。

▶ **药膳漫谈** 桑椹子是药食同源的补益药, 既是水果, 也是药物, 能滋阴养血、生津、润肠。现代研究发现, 桑椹子能增强人体免疫力。蓝莓是世界卫生组织推荐的十大健康食品之一。蓝莓果实中含有丰富的营养成分，尤其富含花青素，它不仅具有良好的营养保健作用，还具有改善视力、增强免疫力、抗肿瘤、增强记忆力、抗氧化和减缓衰老等功能。因为蓝莓具有较高的保健价值，所以其风靡世界。蓝莓是绝佳的护眼食物，被誉为"飞行员的早餐"。第二次世界大战时期，英国空军飞行员每天都食用蓝莓果酱，使视力大大改善，投弹的准确率也随之大大提高。蓝莓中的花青素可预防重度近视及视网膜剥离，并可改善视力。酸奶口味酸甜，营养丰富，适用人群广泛，是一种风靡全世界的"长寿饮品"。桑椹子蓝莓酸奶，一般人群日常保健均可服用，其能补益肝肾、养血润燥，尤其适合头昏眼花、头发早白，以及老年血虚津枯、大便秘结之人。

龟苓膏

原　料：龟苓膏粉(龟、生地黄、土茯苓、茵陈、金银花、甘草、火麻仁)，水。

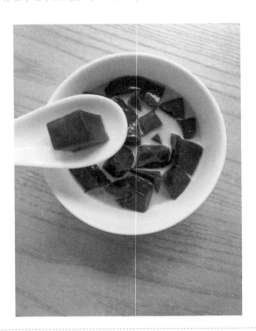

▶ **制作方法** 取龟苓膏粉 10 克，放入容器内。在容器内倒入约两汤匙的温水，搅拌成糊状。将 200 毫升刚烧开的水慢慢倒入上述容器内，边加水边搅拌(沿一个方向搅拌)。或者可以放在火上熬，慢慢搅拌成糊状，最后放置冷却结成胶状即可。夏天放入冰箱冷却，食用的时候加入牛奶、蜂蜜水或糖水即可。

▶ **功　效** 解暑。

▶ **适用人群** 一般人群。

▶ **注意事项** 体质虚寒、腹泻者不宜食用；空腹时不宜食用。

▶ **药膳漫谈** 夏季天气炎热，人容易出现心烦口燥、咽喉痛、小便灼热短涩等不适。龟苓膏气香、味甜、微苦，是大家十分喜爱的一款夏季清凉美食。据《苍梧郡志》记载，明末清初时，梧州已经出现了专门售卖龟苓膏的店铺。龟苓膏能滋阴润燥、泻火除烦、清利湿热、凉血解毒，适宜虚火烦躁、口舌生疮、津亏便秘、热淋白浊、赤白带下、皮肤瘙痒、疖肿疮疡等人群服用。而且，夏季无论男女老少，均喜欢食用龟苓膏，用于防治湿热，这传承至今已有 1000 余年历史。

凉拌西瓜皮

原　料：西瓜皮 500 克，白砂糖 80 克，白醋 50 克。

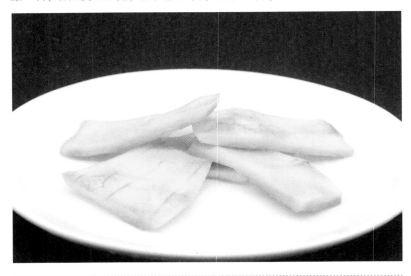

▶ **制作方法** 将西瓜皮的绿衣削掉，只留内层白肉，随后将瓜皮切成条装入碗中，加入白醋并搅拌均匀，置于冰箱中冷冻 10 分钟左右，后取出，将白砂糖撒入西瓜中搅拌均匀即可成菜。

▶ **功　效** 清热利湿。

▶ **适用人群** 尿频尿急、小便短黄、尿道灼热、小便味臊、阴囊潮湿、大便稀溏、肛门灼热之人。

▶ **注意事项** 中寒湿盛者不宜食用。

▶ **药膳漫谈** 不少男性喜好油腻的食物，或长期饮酒，而这样的习惯使得水湿之邪在体内聚集而化为痰湿之邪。这些痰湿之邪使脾胃运化不利，脾虚则易生湿邪，可能会出现尿频尿急、大便黏滞、阴囊潮湿等症状。湿邪化热，则小便黄，尿道和肛门灼热。

吃些什么东西可让这种症状消失得更快呢？在远离油腻食物和美酒的同时，可适当食用凉拌西瓜皮，西瓜肉有着较强的清热功效，而西瓜皮继承了西瓜的清热之力，有着更不错的利湿功效。因此，西瓜皮对于下焦湿热之人是一种性价比较高的治疗用食材。在炎热的夏天，吃了能清热的西瓜肉，西瓜皮也不要扔掉，直接做菜，针对男性阴囊潮湿或许有效。

芡实茯苓粥

原　料：芡实 15 克，茯苓 10 克，枸杞子 3 克，大米 100 克，食盐适量。

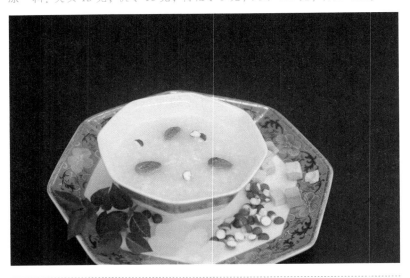

▶ **制作方法** 将芡实、茯苓磨粉，一同放入碗内，用温水调成糊；粳米淘洗干净，用常温水浸泡半小时，捞出，沥干水分；锅中加入约 1200 毫升的常温水，放入粳米，用旺火烧沸；缓缓倒入芡实、茯苓糊，搅拌均匀，改用小火熬煮；待米成粥时，下入食盐调味，撒上洗净的枸杞子，稍焖片刻，即可盛起食用。

▶ **功　效** 健脾、利湿、固精。

▶ **适用人群** 阴囊潮湿、排尿不畅、尿滴白、阴茎勃起功能下降、射精过快之人。

▶ **注意事项** 阴虚无湿热之人不宜食用。

▶ **药膳漫谈** 芡实又名鸡头米，性平，味道甜涩，是补脾胃最好的食物之一。芡实是药食同源的物品，营养价值、医疗价值俱高，能益肾固精、补脾止泻、除湿止带，用于治疗遗精、滑精、遗尿、尿频、脾虚久泻、白浊等疾病。现代研究发现，茯苓能利尿、预防胃溃疡、预防肝损伤、抗肿瘤、增强免疫力等。芡实茯苓粥有补脾益气的功效，适用于小便不利、尿液浑浊、阳痿、早泄的男性朋友。

扁豆山药粥

原　料：扁豆 30 克，山药 50 克，粳米 100 克，红枣 10 枚。

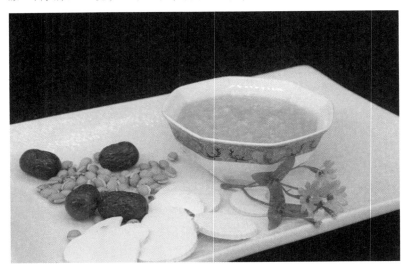

▶ **制作方法** 将山药洗净去皮剁碎，洗净粳米，将扁豆、山药、粳米、红枣放入砂锅中，加入适量水，先用武火煮开，随后小火慢炖，待粥熬至黏稠后即可出锅。出锅后可根据个人喜好加入适量的砂糖调味。

▶ **功　效** 补益脾胃。

▶ **适用人群** 腰酸、疲劳、精神不振、小便清长、便溏、阴茎勃起功能障碍、射精过快、纳食不香之人。

▶注意事项 不宜多食扁豆，以免壅气伤脾。

▶药膳漫谈 脾胃虚弱是一个较常见的问题，而这一问题或直接或间接地导致了不少男性在性功能方面的异常。脾胃为后天，能滋养先天，脾胃长期亏虚，势必导致后天不足而先天乏源，因而出现肾虚症状，表现为腰膝酸软、性欲减退等。扁豆、山药相搭配，不仅可补脾气，还可益脾阴，适合各种脾胃不足之人食用，且粳米、大枣可益胃，四种食材共奏补益脾胃之功。当飘着淡淡香味的粥熬好之后，即可享用这道既能开胃，又能补虚的扁豆山药粥了。

第七章 夏季养生药膳

番茄花生大枣粥

原　料：花生米 20 克，大枣 20 克，大米 50 克，番茄 2 个，姜丝少许。

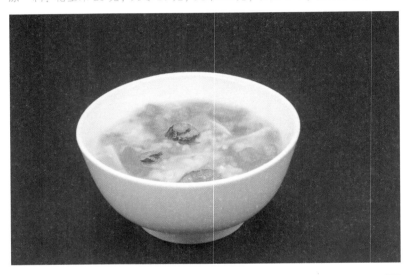

▶ **制作方法**　在生番茄表面轻轻划开十字刀，将其没入沸水中，10~15 秒后捞出，撕去番茄表皮，切成小块番茄肉。大枣去核切末。花生(整颗或家用榨汁机磨碎)及米入锅煮粥，粥成后拌入番茄块、姜丝。每日食用 1~2 次。

▶ **功　效**　健脾开胃。

▶ **适用人群**　食欲欠佳者。

▶ **注意事项**　须粥成后放入番茄，制作时请注意清洁切制番茄的刀具、装盛的碗碟。

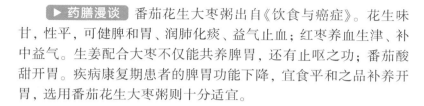 番茄花生大枣粥出自《饮食与癌症》。花生味甘，性平，可健脾和胃、润肺化痰、益气止血；红枣养血生津、补中益气。生姜配合大枣不仅能共养脾胃，还有止呕之功；番茄酸甜开胃。疾病康复期患者的脾胃功能下降，宜食平和之品补养开胃，选用番茄花生大枣粥则十分适宜。

赤小豆粥

原　料：赤小豆约 50 克，大米约 100 克。若想增强清热解毒和利水消肿的
　　　　功效，赤小豆可适量增加。

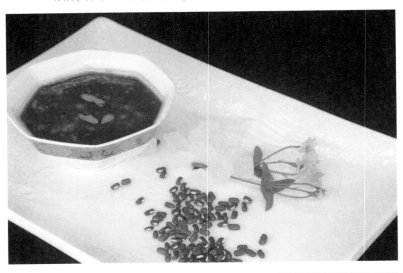

▶ **制作方法** 赤小豆洗净，清水浸泡一晚上。将赤小豆、大
米入锅中，水量可稍微多一些，先用武火煮开，后改用文火慢熬。
出锅后还可根据个人口味配上白糖。

▶ **功　效** 清热利湿。

▶ **适用人群** 困倦、四肢沉重、纳食不香、尿频尿急、小便
短黄、尿道灼热、小便味臊、阴囊潮湿之人。

▶ **注意事项**　赤小豆不宜与羊肉同食；体瘦之人不宜久服。

▶ **药膳漫谈**　赤小豆粥能利湿，我们如何理解中医的"湿"？在夏天，当快要下雨的时候，空气中的水分处于将要饱和状态，停留在半空中，湿度很大，这个时候我们能感觉到空气跟往常不一样，以前的空气是"清爽"，而此时的空气是"浑浊"，这就是大自然中的"湿"。中医认为，风、寒、暑、湿、燥、火为"六淫"，而其中"湿"是最难去除的。湿邪一般是慢慢侵袭人体的，一开始进入人体后不会产生明显的危害。若人体久居"湿"环境中，此邪气慢慢积累，就会影响到人体正常的功能，从而产生一系列不适症状，如会让人容易困倦、四肢沉重、食欲降低、皮肤起疹、脸上黏腻。

我国向来有"十人九湿""千寒易除，一湿难去"的说法，因此适当食用祛湿药物是必要的。而赤小豆具有明显的利湿作用，与大米同煮，可当作药膳服用。

生脉饮

原　料：人参 10 克，麦冬 15 克，五味子 10 克。

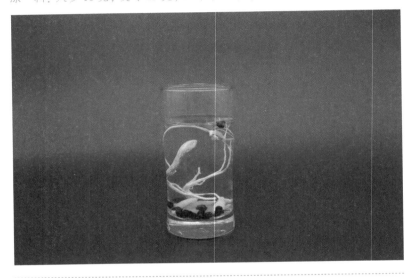

▶ **制作方法**　人参、麦冬、五味子三药一同水煎，武火煎开后转文火煎 20~25 分钟，取其汁，冷却后即可服用。

▶ **功　效**　益气养阴。

▶ **适用人群**　疲劳、精神差、汗多、口干、心烦之人。

▶ **注意事项**　用于养生保健的生脉散，可用参须替代人参。

▶ **药膳漫谈**　生脉饮出自《备急千金要方》。我们在暑热天气或进行高强度体力活动、出汗过快时往往有一种经历——脱水，在脱水严重时，如果得不到淡盐水的补充，很可能会有生命危险。中医将这类现象描述为气津两伤或者气阴两伤。在进行高强度体力活动时，往往会消耗体内大量的气与津。若是气消耗到一定程度，会出现气无法固摄体内阴液的情况，体内阴液会随着气的固摄无力而大量流失，若还不能得到改善，则可出现气阴两伤的局面。这时，人往往会出现严重的疲劳感、精神变差、流汗不止、口干，甚至出现心烦等症状。在能快速补充气阴的汤液中，最著名的便是生脉饮了。生脉饮包括人参、麦冬、五味子三味中药，人参可益气生津，为补一身元气之核心药物，麦冬则为养阴之佳品，可快速将亏虚的阴液补足，而五味子则有收涩之功效，可大幅度敛汗，在益气固脱的基础上进一步止汗，防止阴液流失。全方组成简单，但功效却十分强大，为益气养阴的经典名方。炎炎夏日，清暑热是养生保健的重要一环，酸酸甜甜的生脉饮适合一般人群在夏季食用。

天生白虎汤

原　料：西瓜1个。

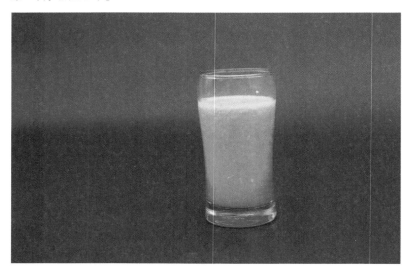

▶ **制作方法** 将西瓜果肉挖出，放入榨汁机中，取西瓜汁饮用即可。

▶ **功　效** 清透暑热、除烦生津。

▶ **适用人群** 口渴、汗多、发热，甚则因天气过热而中暑之人。

▶ **注意事项** 脾胃虚寒之人不宜服用。

▶ **药膳漫谈** 天生白虎汤出自《冯氏锦囊秘录》。在暑气炎炎的夏日，西瓜成了香饽饽。因其有着良好的清热解暑功效，并兼有生津之能，广受大众欢迎。

暑邪是夏日特有的一种邪气，会伤津耗气，若暑热之邪扰乱心神，还会导致人直接晕倒，大量出汗。对于中暑之人，可灌西瓜汁。因为西瓜性寒凉，可清热生津，在中医文献中素有"天生白虎汤"之称。白虎汤为清热之剂，专门治疗体内热邪盛而津伤之人，这类患者往往有大热、大渴、大汗的症状，甚则出现心烦的症状，在此时，一碗白虎汤可能就是救命良药，如无白虎汤，也有医家用大量西瓜汁代替白虎汤，同样可取得良好的疗效。西瓜一直被人们奉为夏日最佳食用水果，但脾胃虚寒之人依然不适合食用西瓜及含大量西瓜汁的饮品，长期食用易导致脾胃阳气被遏，从而不思饮食，大便溏稀。

酸梅汤

原　料：乌梅 30 克，陈皮 10 克，山楂 30 克，甘草 5 克，干桂花、冰糖适量。

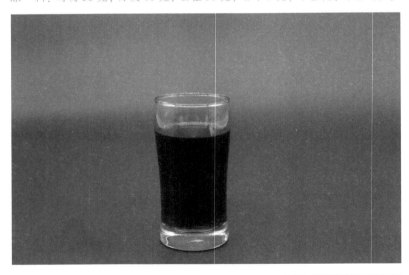

▶ **制作方法** 将乌梅、陈皮、山楂、甘草洗净后浸泡半小时以上。将浸泡好的原料连水倒入锅中，加 1500 毫升水大火煮开后，转小火煮 40 分钟后关火。第一次熬制完成后，再加 1000 毫升水进行第二次熬制，然后把两次熬制的水混合，加适量冰糖搅拌至溶化后焖 10 分钟，用纱布过滤药渣。最后撒上干桂花即可。

▶ **功　效** 解暑。

▶ **适用人群** 一般人群。

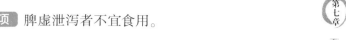

▶ 注意事项 脾虚泄泻者不宜食用。

▶ 药膳漫谈 酸梅汤是清宫御膳房为皇帝制作的消暑解渴饮料,后来流传到民间,广泛流行,历史悠久,经久不衰。将去油解腻的乌梅,化痰散瘀的桂花,清热解毒、滋养肌肤的甘草,降血脂、血压的山楂,益气润肺的冰糖一并熬制得到的酸梅汤不但去油解腻,而且还富含有机酸、枸橼酸、维生素 B_2 和粗纤维等营养元素。酸梅汤一问世,就受到了乾隆皇帝的喜爱,据说乾隆皇帝饭后都喝酸梅汤。该汤消食和中、行气散瘀、生津止渴、收敛肺气、除烦安神,经常饮用可预防疾病,强身健体。酸梅汤不仅是炎热夏季常见的消暑饮料,而且是消食和中的保健佳品。

第八章

秋季养生药膳

阿胶糕(名医药膳)

推荐人：程丑夫(国家级名老中医，湖南中医药大学第一附属医院)。

原　料：阿胶 250 克，黑芝麻 125 克，核桃仁 125 克，黄酒 380 克。

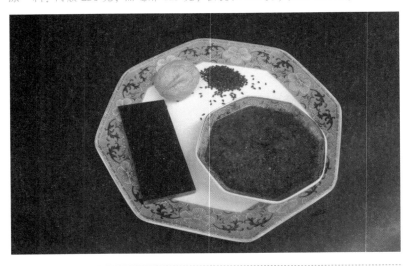

▶ 制作方法 将阿胶打碎，使用黄酒浸泡，加膜覆盖，在冷藏柜放 3 天。将黑芝麻、核桃仁炒香，使用家用破壁机打碎。将黑芝麻、核桃仁拌入阿胶、黄酒中，保鲜膜覆盖盛器，隔水蒸至阿胶融化，将黑芝麻、核桃仁、阿胶充分搅拌均匀。

▶ 食用方法 每日空腹服用 1 次，约 10 克。可含服或开水化开温服。

▶ 功　效 滋阴、润燥。

▶ 适用人群 一般人群，尤其适合心肺疾病患者食用。

▶ 注意事项 忌油腻食物；脾胃虚弱、呕吐泄泻、腹胀便溏、咳嗽痰多者慎用；感冒患者不宜服用。

▶ 药膳漫谈 老年人在秋冬季节常易出现气短、胸口憋闷、咳嗽、睡眠欠佳、心慌等症状，阿胶糕对此类症状有较好的缓解作用。从汉唐至明清，阿胶一直都是皇家贡品。本草学经典著作《神农本草经》中，将其列为"上品"。迄今为止，阿胶已有 3000 年左右的应用历史，其有着"补血圣药"的美誉，能补血滋阴、润燥、止血。黑芝麻能补肝肾、益精血、润肠燥。核桃能补肾、温肺、润肠。秋冬季节，是心肺疾病的多发期，《黄帝内经》指出"秋冬养阴"，阿胶糕可养阴，补养心肺肾之精血。老年人每天吃约 10 克阿胶，有养心血、补肺肾、预防或减少喘咳发作的作用。长期服用，有益健康。

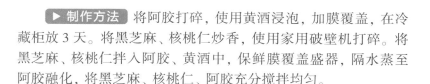

黄精膏(名医药膳)

推荐人：孙思邈(药王)。

原　料：黄精 1000 克，干姜末 100 克，桂心末 30 克。

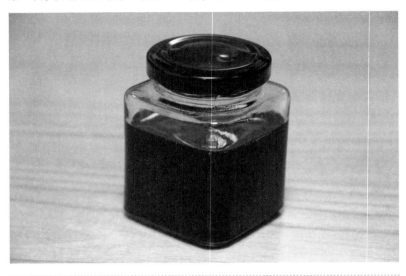

▶ **制作方法** 将黄精去须毛，洗净捣碎，蒸熟后绞取汁，浓缩后下入干姜末、桂心末，搅拌均匀，微火煎之，待药末颜色变黄即成。

▶ **食用方法** 每次服 1 匙，空腹酒化服，长期服用则不用酒。

▶ **功　效** 气血双补。

▶ **适用人群** 一般人群，尤其适宜注意力不集中、压力大、失眠多梦、疲倦乏力的人群。

▶ **注意事项** 实证患者不宜服；14岁以下人群不宜服用。

▶ **药膳漫谈** 黄精是比肩人参的滋补佳品，有"仙人粮食""芝草之精"的美誉。药圣李时珍称黄精为"气血双补之王"，曾将黄精作为祝寿礼物送给老人，因为黄精能大补身体，延年益寿，以此祝愿老人寿比南山。药王孙思邈也十分推崇黄精的保健功效，在《备急千金要方》中曾记载了一道黄精膏。膏者，润也，凝而不固，口味甘腴，药性以滋养膏润为长。膏方是具有高级滋补作用的保健制剂。黄精能补气养阴、健脾、润肺、益肾，干姜、肉桂能温补脾肾、温经通络，因此黄精膏能调和阴阳、补脾益肺、延年益寿，适合注意力不集中、压力大、失眠多梦、疲倦乏力的人群。

虫草炖乳鸽

原　料：乳鸽 1 只，冬虫夏草 3 克，枸杞子 10 克，鹌鹑蛋 13 个，生姜、食
　　　　盐、蜂蜜适量。

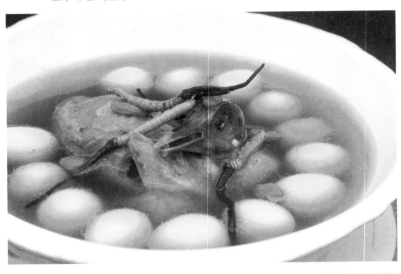

▶ **制作方法** 鹌鹑蛋煮熟剥壳备用。将宰杀后的乳鸽洗净，放于沸水中氽去血水，滤去水分后用蜂蜜涂抹其表面备用。冬虫夏草洗净后，用水浸泡半小时备用。将乳鸽放入炖盅，随后放入生姜、冬虫夏草，清水浸没食材后加盖，大火烧开后转小火炖 3 小时，加入食盐调味后，撒入洗净的枸杞子即可。

▶ **功　效** 补肾益肺。

▶ **适用人群** 一般人群，尤其适合备育期男子。

122

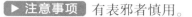

▶注意事项 有表邪者慎用。

▶药膳漫谈 该食谱基于《中国药膳大辞典》中的清蒸虫草白花鸽进行改良创新。冬虫夏草为中华九大仙草之一，被称为高原上的"软黄金"，能补肾益肺、止血化痰，用于肾虚精亏、阳痿遗精、腰膝酸痛、久咳虚喘、劳嗽咯血等疾病的治疗。现代研究发现，冬虫夏草能增强免疫力、抗肿瘤、抗心律失常、降胆固醇、促进物质代谢、调节性功能紊乱、抗炎、抗菌、抗肾损伤等。乳鸽能补肾益气，常用于治疗虚羸，因此，有"一鸽顶九鸡"的说法。鹌鹑蛋能补虚、健胃。虫草炖乳鸽能补肝肾、益精血、滋肺阴，适用于老年体弱、疾病恢复期、体力性疲劳及亚健康疲劳者。此外，乳鸽性激素分泌特别多，繁殖能力强，性欲旺盛，交配频繁，具有补益肾气、强壮性功能的作用，冬虫夏草也能调节人体性功能。因此，虫草乳鸽汤非常适合备育期的男性朋友，对于促进生育与优生有一定功效。

第八章　秋季养生药膳

参麦甲鱼汤

原　料：甲鱼1只（约750克），参须5克，麦冬5克，五花肉250克，生姜150克，葱花150克，枸杞子10克，胡椒20克，食用油、盐、味精适量。

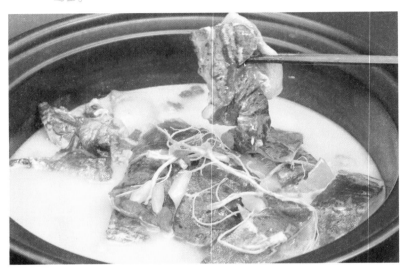

▶制作方法 将甲鱼头剁下，控干血，将甲鱼放入约80℃的水中烫3分钟，随后将其捞出置于冷水中浸冷，用剪刀在甲鱼腹部切开十字刀口，取出内脏，切下四肢及尾，再将甲鱼全身污皮刮净，将肉洗净，改刀成块。锅中放油、生姜、五花肉，大火爆香后放入清水1000毫升，加入甲鱼，武火烧制5分钟后，再加入泡好的参须、麦冬，文火熬制20分钟，出锅前5分钟将枸杞子、盐、味精撒入锅中，焖制1分钟左右，加入葱花即可出锅。

▶ **功 效** 补肾滋阴。

▶ **适用人群** 一般人群，尤其适合腰膝酸痛、头晕耳鸣、失眠多梦、阳强易举、遗精早泄、形体消瘦、咽干颧红、潮热盗汗、五心烦热、勃起功能下降者。

▶ **注意事项** 脾胃阳虚者慎服。

▶ **药膳漫谈** 现代男性因房劳过度，或过服温燥劫阴之品而致腰膝酸软、遗精早泄，表现为肾阴虚。肾阴以肾中精气为物质基础，对各脏腑组织起着滋养和濡润的作用，与肾阳相互为用，共为人体生命活动之本。肾阴充足，则全身之阴皆充盈；肾阴衰，则全身之阴皆衰。若肾阴不足，则津液分泌减少，表现为阴虚内热及阴虚阳亢之象，临床表现为腰膝酸痛、头晕耳鸣、失眠多梦、阳强易举、遗精早泄、形体消瘦、咽干颧红、潮热盗汗、五心烦热。

这种肾阴虚导致的症状该如何调理呢？最简单的就是滋阴益肾，总的原则是"培其不足，不可伐其有余""壮水之主，以制阳光"。形成本证的原因各有不同，其病理变化各有侧重，故在具体运用方面又有区别：其一，肾阴不足、津液亏耗之咽干口渴、舌燥唇裂、消渴便秘，可用补而兼润之品；其二，肾阴亏损、虚火上炎之五心烦热、潮热盗汗、心悸失眠，可用补而兼清之品；其三，肾精不充、阴血亏耗之腰膝酸软、遗精滑泄、耳聋目眩、须发早白，可用补而兼养之品。参麦甲鱼汤有滋阴益肾的功效，方中主料为甲鱼，甲鱼味甘、咸，性寒，归肝、脾、肾经，可滋阴凉血、补虚调中、消癥散结。针对肾阴虚、阴虚骨蒸、虚劳者效良，配合参须、麦冬、枸杞子益气养阴，可增加脾肾之阴精及运化能力，增强滋阴补肾之功。

天山雪莲乌鸡汤

原　料：乌骨鸡 1 只，天山雪莲 1 朵，白果、莲子、糯米各 15 克，胡椒 3 克，
　　　　食盐、生姜、上海青适量。

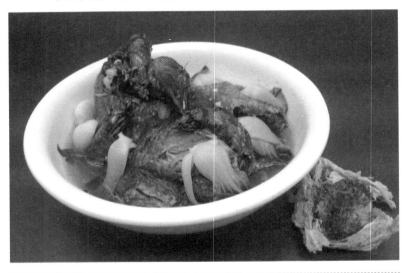

▶ **制作方法** 将天山雪莲、白果、莲子、糯米打成细末，将
乌骨鸡洗净，去其内脏，随后将生姜、食盐、胡椒和上述细末（天
山雪莲、白果、莲子、糯米）放入鸡腹中，缝上鸡腹，并在鸡外部
抹上少量食盐，遂将鸡放入砂锅中加水煮熟。上海青洗净，开水
烫熟摆盘。

▶ **食用方法** 空腹食用。

▶ **功　效** 补益肝肾、补气养血、养精填髓。

▶ 适用人群 腰膝酸软、不耐疲劳、尿滴白、夜尿频、遗精、阴茎勃起功能下降、射精过快之人。

▶ 注意事项 有实邪者禁服；白果有小毒，禁生食或炒食过量。

▶ 药膳漫谈 天山雪莲是中华九大仙草之一，能温肾助阳、祛风胜湿、活血通经，用于治疗阳痿、腰膝软弱、风湿痹痛、寒饮咳嗽等疾病。乌骨鸡是传统的滋补佳品，其性味甘平，归肝、肾、肺经，能补肝益肾、补气养血、退虚热。现代研究发现，乌骨鸡含有 17 种氨基酸，其中有 13 种氨基酸高于普通鸡，乌骨鸡的血清总蛋白和 γ-球蛋白含量均明显高于普通鸡，这些是维持新陈代谢和多种生理功能的重要物质，能有效提高机体抵抗力、防治疾病，对保障健康有着明显的滋补作用。在门诊中，肾虚引起的遗精、早泄、慢性前列腺炎，多病程长、治疗周期长，治疗此类疾病时，不仅要积极予以药物控制，更应在生活饮食、起居等方面多加注意。天山雪莲乌鸡汤，便是一道疗效很好的药膳方，可作为日常食疗使用。

天山雪莲温肾助阳；白果甘、涩，归肺、肾经，具有敛肺定喘、收涩止带、缩尿的功效；糯米能补中益气、健脾止泻、缩尿敛汗；莲子甘、涩、平，归脾、肾、心经，补涩兼施，能益肾健脾、固精止带、涩肠止泻，还能交通心肾而安神，与白果合用时补肾气、收涩的功效也大大加强。这些药物与具有补益肝肾、补气养血、养精填髓功效的乌骨鸡一起熬煮，能最大化地将滋补、收涩的功效发挥出来，适合肾虚引起的阳痿、遗精、早泄、慢性前列腺炎患者。

天麻桂鱼汤

原　料：桂鱼 500 克，天麻 10 克，生姜 5 克，鸡汤、葱花、料酒、油、盐、味精、胡椒、枸杞子适量。

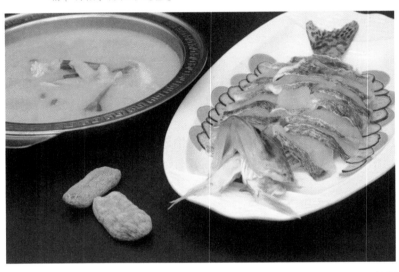

▶ **制作方法** 将桂鱼破肚洗净后进行骨肉分离，肉切片加入盐、料酒、胡椒粉腌渍 15 分钟。天麻切片，清水浸泡 30 分钟备用。锅中放入油、鱼骨、生姜，煎香后，入鸡汤 1000 毫升，加入天麻，至汤呈浓白色后，下入鱼片断生，加入盐、胡椒、味精，撒上葱花、枸杞子即可出锅。

▶ **功　效** 平肝止痛。

▶ **适用人群** 一般人群，尤其适合肝阳上亢的紧张性头痛患者。

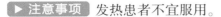

▶ **注意事项** 发热患者不宜服用。

▶ **药膳漫谈** 桂鱼肉嫩、刺少、味鲜，营养丰富，是中外驰名的珍贵品种。桂鱼的蛋白质含量高，人类必需氨基酸含量高，还含有多种维生素，富含抗氧化成分。桂鱼肉质细嫩，极易消化，对儿童、老年人及体弱、脾胃消化功能不佳的人来说，既能补虚，又不必担心消化困难。桂鱼还适宜体质衰弱、虚劳赢弱、脾胃气虚、饮食不香、营养不良之人食用，老幼、脾胃虚弱者更为适宜。天麻能息风止痉、平肝阳、祛风通络。现代研究发现，天麻具有镇静、抗惊厥、镇痛、降血压、抗炎、增强免疫力、延缓衰老的作用。当男性因为工作压力大、用脑过度而致血管痉挛，出现头晕头痛、食欲下降的时候，不妨食用天麻桂鱼汤。

秋梨膏

原　料：款冬花、百合、麦门冬、川贝母各30克，秋梨1000克，冰糖50克，蜂蜜100克。

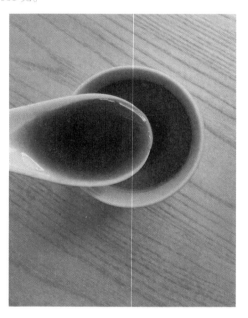

▶ **制作方法** 将款冬花、百合、麦门冬、川贝母入煲加水煎成浓汁，去渣留汁。秋梨洗净、去皮、去核、榨汁，将梨汁与冰糖一同放入药汁内，文火煎至梨浆浓稠后调入蜂蜜拌匀，再沸时熄火，趁热装瓶备用。

▶ **服用方法** 每次食用15克，每日服2次，温开水冲服。

▶ 功　效　滋阴润燥、化痰止咳。

▶ 适用人群　秋燥伤肺、干咳少痰者。

▶ 注意事项　糖尿病患者禁用。

▶ 药膳漫谈　秋燥是秋季大多数人需要面对的问题，燥邪是一种非常让人恼火的邪气，它的特性在于伤津液，而燥邪最易伤肺，当燥邪伤肺时，肺津会被邪气消耗，从而造成干咳少痰。若燥邪久久不去，肺津则进一步被消耗，会造成肺阴亏虚，严重者可出现咳嗽并伴有血丝。若燥邪在体内久留，会导致皮肤及大便干燥；若燥邪伤血，会出现皮肤干燥脱屑，伴有严重瘙痒。因此，需要一些有润燥功效的东西来解决该问题，而秋梨膏便是其中一种非常常见的膏滋。

虽说很多膏滋工艺烦琐，但秋梨膏的制作工艺较诸多膏滋简便，即使在家中也能制作，加之其口味甘甜，更适合在秋燥盛时作为常备膏滋。秋梨本就有很好的润燥功效，还兼备止咳之能，亦有清热化痰之功，属润燥化痰佳品。款冬花和川贝可增强其止咳功效，百合与麦冬则可使膏滋润燥之效进一步增强，冰糖和蜂蜜润燥且可增强口感，使得秋梨膏具有极强的润肺止咳功能。在家中制作这种美味的膏滋，每天 2 勺，不仅可润肺止咳，还能让皮肤变得水嫩。

莲藕糊

原　料：莲藕粉 10 克，白砂糖 5 克，枸杞子 5 粒。

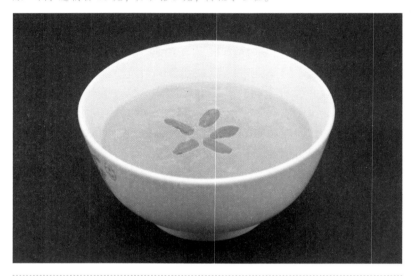

　　▶ 制作方法　取莲藕粉 10 克倒入碗中，冲入少许凉开水化开莲藕粉、白砂糖，再加入 95℃的水。快速搅拌至透明糊状，撒上洗净的枸杞子。微凉之后即可食用。

　　▶ 功　效　清热生津。

　　▶ 适用人群　一般人群。

　　▶ 注意事项　忌铁器。

　　▶ 药膳漫谈　莲藕微甜而脆，可生食也可做成菜，而且药用价值相当高。在清代咸丰年间，莲藕被钦定为"御膳贡品"。莲藕能清热生津、凉血、散瘀、止血，用于治疗热病烦渴、吐衄、下血等疾病。莲藕糊晶莹剔透、色泽红润，口感细腻丝滑。一般人群皆可食用，长期服用能使人"心欢止怒"，尤其适合体弱多病者，这是上好的流质食品和滋补佳珍。

灵芝银耳羹

原　料：灵芝 10 克，银耳 5 克，冰糖 15 克，枸杞子适量。

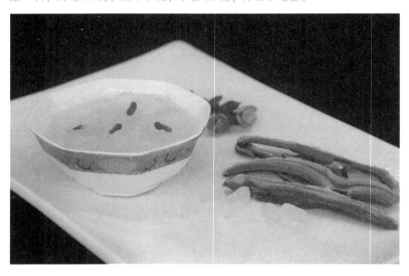

▶ **制作方法** 将灵芝、银耳洗净后加入冰糖，用小火炖 2~3 小时至银耳成稠汁，取出灵芝残渣，撒上洗净的枸杞子，制成的羹分 2~3 次服用。

▶ **功　效** 补气安神、健脾益肺。

▶ **适用人群** 适合有虚劳体弱、阴虚咳嗽、心神不安、失眠多梦、心悸怔忡、健忘等亚健康状态的男性服用。

▶ **注意事项** 风寒咳嗽、湿热致咳者禁用。

▶ **药膳漫谈** 灵芝是中华九大仙草之一，能补气安神、健脾益肺，用于治疗虚劳体弱、失眠多梦、咳嗽气喘等疾病。银耳是传统的滋补佳品。明清之际，银耳成为古代君王以及达官显贵养生益寿的珍品，价格极其昂贵。随着银耳生产技术的发展，市场上的银耳供应充足，且价格低廉，故银耳深受百姓喜爱，成为百姓餐桌上的寻常美食。银耳的物质组成、功效与燕窝相似，常常作为燕窝的替代品。银耳能滋阴润肺、养胃生津，适用于虚劳咳嗽、痰中带血、津少口渴、病后体虚、气短乏力等疾病。现代研究发现，银耳能通过非特异性免疫、体液免疫、细胞免疫、免疫器官等多种途径改善人体免疫功能，有抗肿瘤、抗放射、促进造血功能、护肝、抗凝、抗血栓、抗炎、降血脂、降血糖、抗溃疡、延缓衰老、抗突变、促进蛋白质合成等作用。灵芝银耳羹，柔软洁白，滋润胶浓，适合有虚劳体弱、阴虚咳嗽、心神不安、失眠多梦、心悸怔忡、健忘等亚健康状态的男性服用。

黄花百合粥

原　料：黄花菜 30 克，鲜百合 30 克，粳米 100 克。

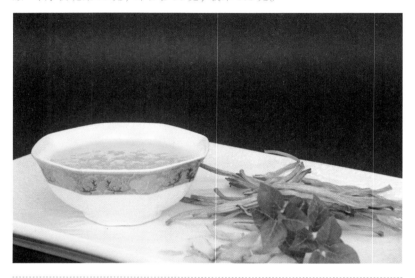

▶ **制作方法** 将黄花菜切段，百合洗净后切碎，准备 1 个砂锅，放入粳米、黄花菜、百合，加适量水，以武火烧开，文火熬煮至米粥黏稠时，随自己口味加入糖、盐后食用。

▶ **功　效** 疏肝解郁、养心安神。

▶ **适用人群** 忧郁、心烦失眠、焦虑、胸胁满闷、口干、口舌生疮、尿赤、口苦、脾气暴躁之人。

▶ **注意事项** 脾虚便溏者不宜多食。

▶ **药膳漫谈** 黄花百合粥出自《黄花菜药膳》。你是否长期生活在压抑之中？你是否感到心烦意乱？你是否睡觉睡不安稳？你是否对前途感到忧心忡忡？

我们为什么会为这些问题烦恼？很可能是男性更年期综合征在作祟。男性更年期综合征大多与肝经郁热有关。黄花菜又称忘忧草，据说吃黄花菜能让人忘记忧愁。在中医理论中，黄花菜有着宽胸解郁的功效，可以让人肝气条达，郁热被除，从而心情愉快，忘记忧愁。不过，男性更年期的焦虑不止肝经郁热这么简单，还兼有阴虚、湿热等多种因素，与肝、心、脾的关系较密切。

这小小黄花菜能宽胸解郁、清热利湿、清心安神，对肝热、心火、脾湿均有一定效果，而且做法也很简单，只需要用热水焯熟凉拌即可食用，十分方便。但值得注意的是，新鲜黄花菜含有秋水仙碱，直接吃下去后经胃肠道吸收，会氧化为二秋水仙碱，有较大的毒性，因此，新鲜黄花菜必须经过高温烹调后才可食用。百合能养阴润肺，清心安神，常用于阴虚燥咳、劳嗽咳血、虚烦惊悸、失眠多梦、精神恍惚等疾病的治疗。现代研究发现，百合能镇咳、平喘、祛痰、抗应激性损伤、镇静催眠、增强人体免疫力。黄花菜与百合相配，能清热滋阴，安神的效果也会更好，特别是对于心肝有火之人，效果较为明显。心肝火旺之人多会出现心烦、口干、口舌生疮、尿黄、口苦、脾气暴躁等症状，适当吃点黄花百合粥，可有效清除心肝之火，有助于男性平稳度过更年期。

山药百合大枣粥

男性养生先阴药膳

原　料：山药 90 克，百合 40 克，大枣 15 枚，薏苡仁 30 克，粳米 100 克。

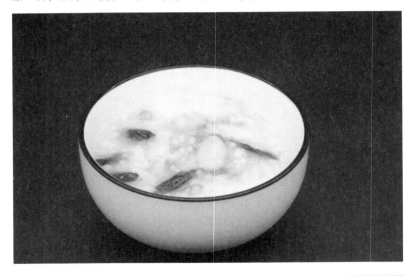

▶ **制作方法**　将山药打粉，大枣撕成小块，百合、薏苡仁、粳米洗净，放入砂锅，再加入适量水，大火烧开，小火熬煮 30 分钟煮成粥。

▶ **功　效**　健脾和胃、滋阴养胃。

▶ **适用人群**　口干、纳食不香、知饥而不欲食、大便稍干之人。

▶ **注意事项**　湿盛中满，或有实邪、积滞者禁食。

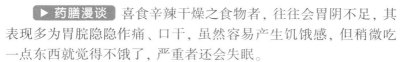

▶ **药膳漫谈** 喜食辛辣干燥之食物者，往往会胃阴不足，其表现多为胃脘隐隐作痛、口干，虽然容易产生饥饿感，但稍微吃一点东西就觉得不饿了，严重者还会失眠。

山药百合大枣粥是一款能滋养胃阴兼备健脾和胃功效的药膳。山药具有补脾和胃之功能；百合可清热润燥；大枣、薏苡仁可健脾和胃，诸药合用具有滋阴养胃、健脾和胃的作用。一般来说，胃阴不足者只要适当食用此粥，且尽量少吃辛辣干燥的食物，就可快速养足胃阴。

百合莲子生地粥

原　料：干百合 30 克，莲子 30 克，生地黄 20 克，粳米 100 克，冰糖 30 克，莲子心 3 克。

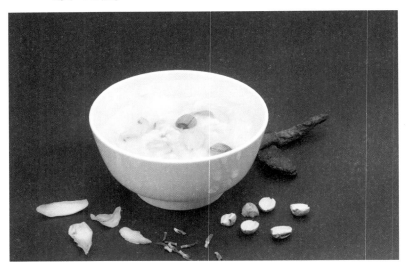

▶ **制作方法** 先将莲子洗净，置于水中泡发，随后将生地黄、干百合、粳米分别淘洗干净，与莲子、莲子心一同放入砂锅中，并加适量水，先用武火烧开，随后用文火熬煮，待快熟时加入冰糖，继续熬煮 5~10 分钟即可出锅。

▶ **功　效** 清热、养心、安神。

▶ **适用人群** 心烦失眠、恶热、口干、口腔溃疡、小便短赤之人。

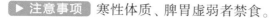

▶ **注意事项** 寒性体质、脾胃虚弱者禁食。

▶ **药膳漫谈** 男性更年期是指男性由中年期过渡到老年期的一个特定时期，是以男性体内激素水平、生化环境、心理状态变化由盛至衰为基础的过渡期。如果该变化过程过于激烈，对多器官系统的功能可造成不良影响，并降低生活质量，将会表现出一定的身心异常症状或(和)体征，同时伴有血清睾酮水平减低，则可称为男性更年期综合征。这个时期的男性会面临各种各样的问题，失眠就是其中一种，而长期失眠会严重影响人的健康。百合莲子生地粥能够帮助改善睡眠。中医认为，睡眠的正常与否，和阴阳的调和密不可分，夜间阳气内敛，伏于阴分，人就会产生睡意，从而进入睡眠状态，更年期所致的失眠多是阴虚，即中医所说的脏躁，阴不足，不能约束阳气，阳气不能进入阴分，那它就会到处跑，致使人无法入睡。百合味甘、微苦，性微寒，归心、肺、大肠经，可清心安神、养阴润肺，通利二便，阴虚者多用。莲子味甘、涩，性平，归脾、肾、心经，能补脾止泻、止带、益肾涩精、养心安神。生地黄味甘，性寒，归心、肝、肾经，能清热凉血、养阴生津。三药合用，能养阴、清虚热、安神，莲子心还兼清心火。所以，百合莲子生地粥十分适合用于治疗男性更年期的失眠，阴虚失眠患者也能食用。

核桃粥

原　料：核桃肉 200 克，粳米 100 克，枸杞子适量。

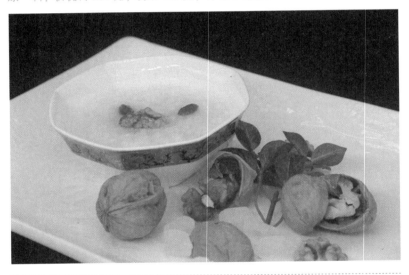

▶ **制作方法** 将核桃肉剁碎，同粳米一起下入砂锅中，加入适量水，武火煮开后用文火煮之，待熬煮黏稠后撒上洗净的枸杞子即可出锅，随后可配少量砂糖调味。

▶ **功　效** 健脾和胃、补中益气。

▶ **适用人群** 腰痛、短气、汗多、易疲劳、纳食不香之人。

▶ **注意事项** 痰火积热、阴虚火旺、大便溏泻者禁服。

▶ **药膳漫谈** 若工作压力大，经常熬夜，对身体的损伤很大，久之可引起肾虚，导致身体出现各种不适，如腰痛、气短、出汗多等。这个时候，就可以熬煮一碗核桃粥，每天坚持喝，并减少熬夜次数，注意休息，"肾"自然就不会"虚"了。常食核桃粥，不仅能补肾，还可以预防阳痿、遗精，有延缓衰老的作用。

核桃，又名核桃、合桃、羌桃，其营养丰富，500克核桃肉相当于2500克鸡蛋或3500克牛奶的营养价值，故被人们誉称为"保健食品""长寿果"。药补不如食补，而食补中较好的食物就是核桃。现代医学研究发现，核桃含有丰富的磷、锌、锰、铬等微量元素，对保证心血管健康、保持内分泌的正常功能和抗衰老等起到了重要作用。中医认为，核桃可补肾、益肺、润肠，可当成晚餐或点心服食。粳米具有健脾和胃、补中益气、除烦止渴、止泻痢之功。二者合煮，共奏补肾、补中益气之功，适宜各类人群，尤其适合肾亏腰痛、腿脚软弱无力、肺虚久咳、病后衰弱、脾胃虚弱、食少纳呆、倦怠乏力、心烦口渴者食用。

银耳莲子雪梨汤

原　料：银耳(干)25 克，莲子(干)30 克，雪梨 1 个，红枣 15 枚，龙眼 15
　　　　枚，冰糖适量。

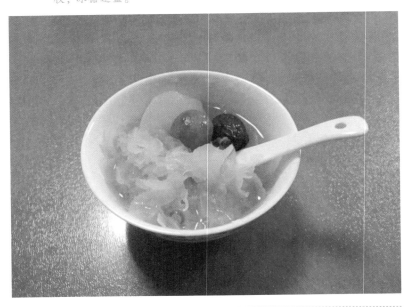

▶ 制作方法　将银耳、莲子、红枣、龙眼洗净备用，且银耳、
莲子分别用清水浸泡 10 小时以上。银耳去蒂，将大朵的银耳剪
碎，雪梨去皮切成小块。把银耳、莲子(去芯)、红枣、龙眼、雪
梨、冰糖放进砂锅，添足水，大火烧开，转小火慢慢熬 2 小时至
银耳胶化，汤黏稠即可。

▶ 功　效　滋阴润燥。

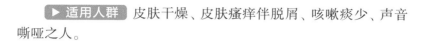

▶ 适用人群 皮肤干燥、皮肤瘙痒伴脱屑、咳嗽痰少、声音嘶哑之人。

▶ 注意事项 风寒咳嗽、湿热致咳者禁用。

▶ 药膳漫谈 银耳与燕窝的物质组成、功效十分相近，银耳常常被当作燕窝的替代品。部分医家认为，银耳的价值高于燕窝。《本草诗解药性注》记载："白耳有麦冬之润而无其寒，有玉竹之甘而无其腻，诚润肺滋阴之要品，为人参、鹿茸、燕窝所不及。"现代研究发现，银耳具有改善人体免疫功能、抗肿瘤、抗放射、促进造血功能、护肝、抗凝、抗血栓、抗炎、降血脂、降血糖、抗溃疡、延缓衰老、抗突变、促进蛋白质合成等作用。此外，燕窝依赖进口，价格极其昂贵，难以获得，摄入量少；而银耳源自国产，价格低廉，容易获得，摄入量大。燕窝、银耳均为皇家贡品，在古代极其稀罕、昂贵。随着国内银耳种植技术的发展，银耳由宫廷美食转变为平民补品，出现于千家万户的餐桌之上。秋季气候干燥，秋燥易致咳嗽，久咳能伤肺脏。因此，滋阴润肺的银耳是秋季养生的头等食材。银耳莲子雪梨汤，有滋阴润燥的银耳、雪梨，健脾益气的红枣、莲子、龙眼，口感香甜，胶质满满，是一道适宜各类人群秋季食用的滋补保健甜品。

蜂蜜柚子茶

原　料：柚子1个，米酒、盐适量，蜂蜜250克。

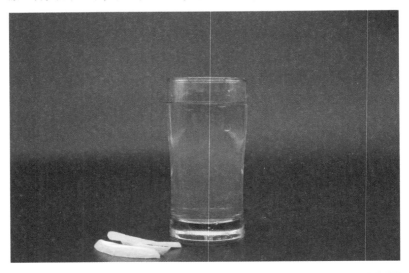

▶ 制作方法　先用食盐搓柚子表皮并清洗，再将柚子放入60℃左右的水中泡10分钟，这样可以去掉柚子表皮的蜡质。洗干净后，将柚子表皮切下。将柚子皮和柚子肉中间的白色部分去掉。将柚子皮切成细丝，放入淡盐水中浸泡15分钟。将柚子皮、柚子肉放入低度米酒中密封浸泡一晚。锅中放入水，烧开后，放入柚子皮，柚子皮煮至透明状，再下入柚子肉，大火煮开，然后转小火慢煮1小时，不时地搅拌，以免糊锅。关火，在水温热时倒入蜂蜜，搅拌均匀，装瓶。放入冰箱冷藏3天即可。

▶食用方法 时时含咽。

▶功 效 消食开胃、化痰醒酒。

▶适用人群 食欲欠佳者或饮酒者。

▶注意事项 痰湿内蕴、中满痞闷者禁用。蜂蜜柚子茶含酒精，饮用后不宜开车。

▶药膳漫谈 蜂蜜柚子茶出自《本草纲目》。柚子性寒而味酸、甘，有消食开胃、化痰醒酒之功效，适宜食积，或痰浊阻于肺而致咳嗽，或痰浊阻碍中焦运化而致饮食不香的人群食用。痰邪往往较为顽固，长期用药方可将其缓缓化之。柚子本寒，在经过米酒浸泡之后，制其寒性，药性趋于平和，但保留其功效。加入蜂蜜，可增强其止咳效果。若在秋季遇上痰多而致咳嗽者，不妨试试蜂蜜柚子茶，其不仅酸酸甜甜，口感奇佳，还有良好的化痰止咳功效。

藕梨汁

原　料：藕汁、梨汁各 200 克。

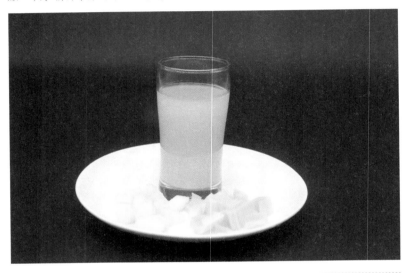

▶ **制作方法** 选取 1：1 的鲜藕和梨，洗净，去皮，将其切块放入榨汁机中，取其汁液饮用。

▶ **功　效** 养阴润燥、活血化瘀。

▶ **适用人群** 皮肤干燥、皮肤瘙痒、口干、咽干、声音嘶哑、咳嗽咳痰、大便干燥之人。

▶ **注意事项** 脾胃虚寒者不宜饮用。

▶ **药膳漫谈** 藕梨汁出自《本草述钩玄》。秋季天气干燥，不少人会因为燥热之邪伤及阴津，出现口鼻干燥、咽干口渴、皮肤干涩，甚则皲裂、毛发不荣、小便短少、大便干结等症状。若阴津被伤，可能生内燥；若见内燥与大自然的燥邪相合，阴液被伤导致皮肤干燥更甚，并伴有瘙痒。对此，可选择一些有滋润作用的饮品。藕梨汁具生津润燥之功效，还有轻微活血化瘀之能，可缓解皮肤干燥，加之藕有凉血散瘀之功，可消除因血燥而导致的皮肤瘙痒。

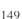

铁皮石斛饮品

原　料：铁皮石斛 5 克。

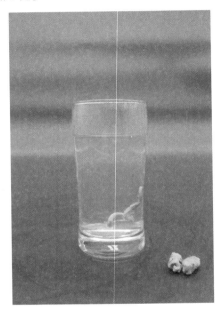

▶制作方法　将 5 克铁皮石斛洗净，加 1000 毫升水文火煎煮 30 分钟后即可饮用，之后将石斛枫斗取出嚼服。

▶功　效　益胃生津、滋阴清热。

▶适用人群　一般人群。

▶注意事项　14 岁以下人群不宜食用。

▶ **药膳漫谈** 男性在社会生活和工作中，职责重大，长期处于紧张状态和压力之中，部分男性还有熬夜、长时间使用电脑（受到电脑辐射损伤）的习惯，容易损伤阴液，造成阴虚，表现为疲乏、形体消瘦、头发和皮肤干枯、冒痘、面色晦暗、口干、口腔溃疡、咽喉疼痛、两目干涩、视力下降、腰痛等。铁皮石斛为中华九大仙草之首。汉代的本草学经典著作《神农本草经》将铁皮石斛列为上品。从古至今，上至君王贵胄，下至黎民百姓，都十分流行使用铁皮石斛养生保健：武则天因为长期服用含有铁皮石斛的保健方，在花甲之年仍然头发乌黑、皮肤红润；京剧大师梅兰芳年老以后，嗓音依旧清亮甜美，秘诀是他常年使用铁皮石斛煎水，代茶饮用。在当代，得益于铁皮石斛的产业化生产，越来越多的寻常百姓可使用铁皮石斛美容保健、延缓衰老。铁皮石斛能益胃生津、滋阴清热，主要用于热病津伤、口干烦渴、胃阴不足、食少干呕、病后虚热不退、阴虚火旺、骨蒸劳热、目暗不明、筋骨痿软等疾病的治疗。阴虚体质的人群日常服用铁皮石斛饮品，可以增强免疫力、美容养颜、保健抗衰老。

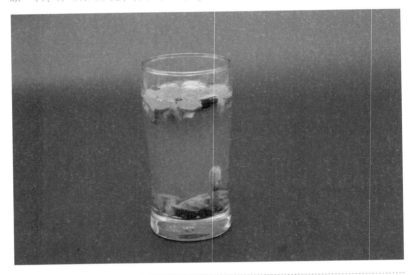

开心果汤

原　料：开心果 30 克，枸杞子 20 克，五味子 6 克。

▶制作方法　开心果、枸杞子、五味子三者煎汤，饮汤食果。

▶功　效　滋肾涩精。

▶适用人群　遗精者。

▶注意事项　外有表邪，内有实热、咳嗽、麻疹初发者不宜食用。

▶药膳漫谈　清晨醒来，发现内裤湿了，男子汉们多少会有些难为情。在医学上，这种无性交情况下发生的射精现象，称为遗精。遗精是男性生殖腺开始成熟的标志，一般开始于 13 ~ 15 岁。随着生殖器官的成熟，精液在体内不断积蓄达到一种饱和状态时，就会被排出体外，所谓"精盈自溢"，就是这个道理。遗精一般分为两类，睡眠梦中遗精称为梦遗，清醒状态下或无梦时遗精称作滑精，梦遗和滑精同为遗精。一般来说，未婚成年男性每个月遗精 1~2 次，有时达 2 次以上，均属正常生理现象；但未婚成年男性每个月遗精次数过多，如几天发生 1 次或每个月发生 4~5 次，甚至以上，则属病态。体质不佳、过度劳累等都会造成性器官功能失调，勃起中枢、射精中枢兴奋性增强，引起遗精。生殖道炎症刺激，如包皮炎、尿道炎、前列腺炎等，也容易触发男性遗精。此外，被子太厚重和内裤过紧会加重对生殖器的刺激，从而导致遗精；经常泡热水澡会使睾丸处于高温环境中，也可导致遗精。在中医理论中，遗精系精关不固所致，而最直接的办法便是食用有收涩功效的食物来防止遗精，开心果汤便是其中一种有代表性的药膳。

开心果味辛、甘、微涩，性温，归脾、肾、大肠经，可温肾助阳、暖脾止痢。枸杞子能滋肾、润肺、补肝、明目，治肝肾阴亏、腰膝酸软、头晕、目眩、目昏多泪、虚劳咳嗽、消渴、遗精。五味子可敛肺、滋肾、生津、敛汗、涩精，治肺虚喘咳、口干作渴、自汗、盗汗、劳伤羸瘦、梦遗滑精、久泻久痢。开心果、枸杞子、五味子三者合煮，有滋肾、涩精之效。

珍珠胶囊

原　料: 珍珠胶囊。

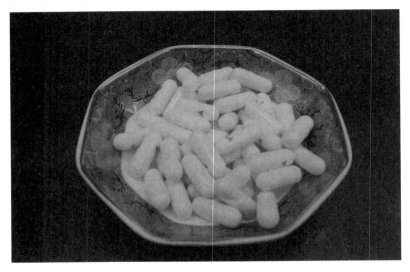

▶ **服用方法** 珍珠胶囊 1 粒, 用温开水吞服。

▶ **功　效** 安神、增强免疫力。

▶ **适用人群** 适宜容易疲倦、胃肠功能低下、失眠多梦的人群服用。

▶ **注意事项** 不宜与菠菜等含草酸的蔬菜同时服用, 不宜与补钙类产品同时服用。

▶ **药膳漫谈** 珍珠是中华九大仙草之一, 在中国有 2000 余年的历史。唐朝宰相李德裕曾经每天食用含有珍珠的保健饮品，以求长生不老。珍珠能安神定惊、明目消翳、解毒生肌、润肤祛斑，用于惊悸失眠、惊风癫痫、目赤翳障、疮疡不敛、皮肤色斑等疾病的治疗。现代研究发现，珍珠中含有门冬氨酸、苏氨酸、丝氨酸、谷氨酸、缬氨酸、蛋氨酸、异亮氨酸、酪氨酸、精氨酸、脯氨酸等 17 种氨基酸，还含有多种微量元素、牛磺酸、维生素，具有增强免疫力、抑制脂褐素、清除自由基、抗肿瘤的作用。适宜容易疲倦、胃肠功能低下、失眠多梦的人群服用。内服珍珠时，多选用珍珠胶囊。珍珠胶囊是以优质的珍珠为原料，采用水飞工艺将珍珠制成细粉，然后装入胶囊之内；其剂量精准、方便服用、粉质细腻、更易吸收。

第九章

冬季养生药膳

当归生姜羊肉汤（名医药膳）

推荐人：张仲景（医圣）。

原　料：当归20克，生姜30克，羊肉500克，枸杞子10克，油、盐、料酒、
葱花、胡椒粉适量。

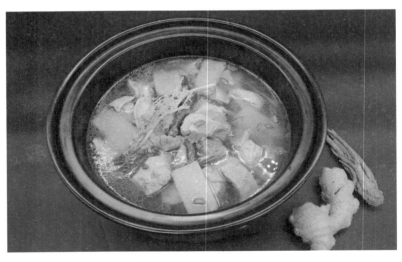

▶ **制作方法** 将羊肉洗净，除去筋膜，切成小块，放入盐、料酒，清水浸泡半天，以去血水，去除膻味。锅中水烧开，将羊肉焯水，沥干备用。生姜切成薄片，下油锅内略炒片刻，再倒入羊肉微炒，铲起。当归洗净切段，与炒后的羊肉、生姜一并放在砂锅里，武火煮沸后，改用文火煲 2~3 小时，起锅时撒入盐、葱花、枸杞子、胡椒粉即可。

▶ **功　效** 补血散寒。

▶ **适用人群** 怕冷、小便清长、头晕疲乏、记忆力下降、腹中绵绵作痛、喜温喜按，或有胁痛里急、面白无华者。

▶ **注意事项** 阴虚火旺、肝经郁火者不宜食用。

▶ **药膳漫谈** 当归生姜羊肉汤出自《金匮要略》。俗话说，"冬至补一补，一年精气足"。冬季气候严寒，容易损伤人体阳气，部分人素有阳虚、血虚，到了冬季，阳虚血寒证进一步加重，表现为怕冷、小便清长、头晕疲乏、记忆力下降、腹中绵绵作痛、喜温喜按，或有胁痛里急、面白无华、唇舌淡白、脉虚缓或沉细等。

当归生姜羊肉汤能补阳气，补血散寒，是一道流传几千年且广为流行的冬季温补佳品。羊肉能补精血，当归能补血兼活血，冬天进补可以做到补而不滞。生姜可温胃散寒，更能去掉部分羊肉的膻味，为羊肉的绝妙搭档。葱花和胡椒粉则都有"温"的特性，不仅能调味增香，还能增加这一道菜的温性，使人们在冬天食用此汤后身暖形缓，温暖过冬。

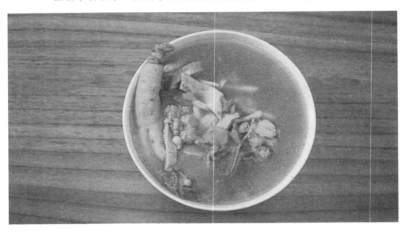

人参猪肚汤（名医药膳）

推荐人：周衡（湖南省名中医，湖南中医药大学）。

原　料：人参1支，猪肚1个，鸡1只，枸杞子10克、白平菇、生姜、料酒、
　　　　生粉、食盐、小苏打、白胡椒粉、花椒、香油适量。

▶ 制作方法　猪肚用生粉、食盐、小苏打抓洗干净；将鸡
（去内脏）用料酒、花椒、盐腌制后，放入猪肚内并缝合猪肚上的
开口；冷水中放入3~4块拍碎的生姜，与猪肚鸡一同入高压锅炖
30分钟；猪肚鸡捞出后切碎，将切碎的猪肚与鸡肉放入前汤中，
加入人参、料酒（人参部分成分只溶于酒）、白平菇、白胡椒粉、
香油等，再炖半小时出锅。

▶ 功　效　大补元气、安神益智。

▶ 适用人群　一般人群，尤其适合体虚怕冷，消化不良，食

欲不振，失眠心悸之人。

▶ **注意事项** 不宜与浓茶、咖啡、萝卜、葡萄、藜芦、五灵脂同时服用。

▶ **药膳漫谈** 人参是中华九大仙草之一，被誉为"百草之王"，迄今为止，有着 4000 余年的应用历史。人参能大补元气、复脉固脱、补脾益肺、生津养血、安神益智，被广泛应用于体虚欲脱、肢冷脉微、脾虚食少、肺虚喘咳、津伤口渴、内热消渴、气血亏虚、久病虚羸、惊悸失眠、阳痿宫冷患者的治疗。在中国人眼中，人参是能起死回生、延年益寿的仙草。人参猪肚汤中人参大补元气，鸡肉、猪肚、花椒、胡椒、生姜性温，均可温中补阳，且补而不滞，具有大补元气、温中、健脾、养胃的功效。对于体虚怕冷、消化不良、食欲不振、失眠心悸之人功效显著。

大枣枸杞子煲猪肝(名医药膳)

推荐人：张健(湖南省名中医，湖南中医药大学第一附属医院)。

原　料：猪肝 150 克，大枣 12 枚，枸杞子 15 克，香油 5 克，精盐适量。

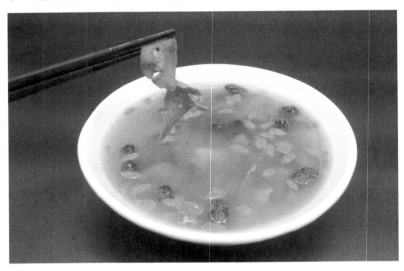

▶ **制作方法** 将猪肝洗净，横剖开，去掉筋膜和脂肪，切薄片，将猪肝片放入碗内，加入香油及精盐调匀腌 15 分钟。大枣蒸 20 分钟后备用。锅中油烧热，放入猪肝快速翻炒，然后加入清水、大枣大火烧开，文火煮 5 分钟，起锅时加入洗净的枸杞子，即成。

▶ **功　效** 养肝明目。

▶ **适用人群** 一般人群，尤其适宜近视眼、老视眼、眼疲劳、眼干燥症、视频终端综合征患者。

▶ **注意事项** 高血压、冠心病患者应少食猪肝。猪肝中的胆固醇含量较高。如果一次食用猪肝过多，容易导致动脉硬化，加重心血管疾病。

▶ **药膳漫谈** 近视眼、老视眼、眼疲劳、眼干燥症、视频终端综合征等常见眼病，大多与长时间在视频终端前操作和注视荧光屏有关，如用电脑、用文字处理器、看电视、玩游戏等，影响眼和身心健康。因此，人们切忌用眼过度，并要加倍保护眼睛。与此同时，日常饮食中，需要注重摄入对眼睛有营养作用的食物。对眼睛来说，猪肝、枸杞子、大枣富含多种营养元素，是养肝明目的佳品。

猪肝含有丰富的营养物质，是最理想的补血佳品之一，具有补肝明目、养血、营养保健等作用。大枣有补中益气、养血安神的作用。枸杞子味甘，性平，归肝、肾经，具有滋补肝肾、益精明目的作用，还含有丰富的胡萝卜素、维生素 A、维生素 B_1、维生素 B_2、维生素 C、钙、铁等，是使眼睛健康的必需营养品。

八宝山药

原　料：铁棍山药 400 克，果脯、葡萄干、核桃仁、豆沙馅、枸杞子适量，蜂蜜、水淀粉、植物油各少许。

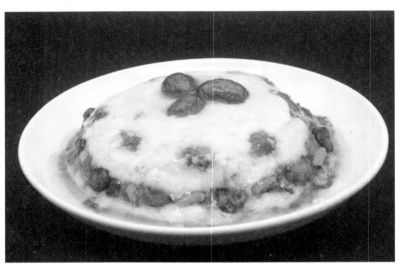

▶ **制作方法**　取大碗，内侧涂抹上植物油，放入少许果脯；铁棍山药洗净、蒸熟、去皮，用刀面拍成泥，放入大碗内，撒上一层果脯和核桃仁，放入豆沙馅、枸杞子；再放上一层山药泥，撒上果脯和豆沙馅、枸杞子，放入剩余的山药泥和果脯后将其压实成八宝山药，放入蒸锅内蒸 20 分钟，取出，扣在盘内。锅置火上，加入蜂蜜和少许清水烧沸，用水淀粉勾芡，出锅浇在八宝山药上即可。

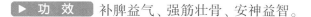

▶ 功 效 补脾益气、强筋壮骨、安神益智。

▶ 适用人群 易疲劳、精神不振、睡眠质量差、纳食不香、脱发、腰膝酸软、易汗出、性功能减退之人。

▶ 注意事项 人体接触到生山药的黏液容易引起强烈的瘙痒，建议先将山药蒸熟，使黏液变性，然后去除山药皮。湿盛中满，或有实邪、积滞者禁食。

▶ 药膳漫谈 八宝山药是一道经典的清真菜。现代人虽然物质生活丰富，可是由于城市生活节奏快，工作压力大，当精神压力无法有效疏导和排解时，往往会出现一些亚健康的症状。身体和精神长期处于亚健康状态，会导致身体机能甚至器官、系统的内环境紊乱。就男性而言，可表现为白天容易疲劳、精神不振、睡眠质量差、消化不良、脱发、腰膝酸软、易汗出等，也可能表现为夫妻生活的不协调，如阳痿、早泄等。身体过度劳累，不仅使人体的气血被过度消耗，还使气血生化乏源，久之则逐步发展到阳气不足、肾气亏虚的阶段，男性可能出现头晕、怕冷、遗精、记忆力下降、性欲下降等现象。山药味甘，性温，归心、肺、脾、肾经，有补脾益气、强筋壮骨、安神益智之能，可补肺、脾、肾、三焦之气阴，能填精固肾、涩精止遗，使气血生化有源，是气阴不足、下焦不足之要药，对肾虚梦遗、滑精、早泄、阳痿者有较好的疗效，对于中老年人由于肾虚引起的性功能下降也有较好的疗效。核桃仁味甘，性温，归肺、肾、肝经，可补益肝肾、固精强腰、健脾，适用于遗精、脾胃虚弱的男性。八宝山药色泽鲜艳、质软香甜、清香诱人、滑而不腻，适宜男性亚健康者食用，一般人群也可作为日常保健食品。

第九章 冬季养生药膳

163

健脾固精乌鸡汤

原　料：乌骨鸡1只，白豆蔻60克，草果2枚，上海青、盐、生姜、枸杞子适量。

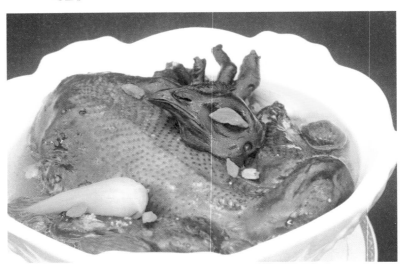

▶ **制作方法** 将乌骨鸡洗净，去其内脏，随后将生姜、适量食盐放入鸡腹中，将白豆蔻、草果火炙后放入鸡腹，缝上鸡腹，并在乌骨鸡外部抹上少量食盐，遂将其放入砂锅中加水煮熟。放入少量上海青、枸杞子煮熟。

▶ **食用方法** 空腹食用。

▶ **功　效** 健脾固精。

▶ **适用人群** 畏寒、易疲劳、精神不振、纳食不香、遗精、腰膝酸软、易汗出之人。

▶ **注意事项** 感冒发烧者禁服。

▶ **药膳漫谈** 若注意力不集中、记忆力减退、感觉非常疲倦、腹部有坠胀感、稍微活动一下就开始出汗、频繁地遗精(每周2次),这可能是脾虚不固导致的遗精,除了专业的药物治疗,还可配合食用药膳食疗方——健脾固精乌鸡汤。乌骨鸡又称"药鸡""竹丝鸡",是中国传统的滋补佳品,其性味甘平,归肝、肾、肺经,具有很好的补肝益肾、补气养血、退虚热的作用。白豆蔻、草果均性味芳香,能化湿行气、温中止呕,从而健脾胃消食。健脾固精乌鸡汤不仅能改善频繁遗精的症状,还能从根源上针对脾气亏虚不固的病因,起到健脾益气的功效,而且鲜香味美,营养丰富,是一道滋补效果极佳的药膳方。

砂仁羊排

原　料：羊排骨 500 克，砂仁 15 克，大蒜 10 克，西兰花 1 朵，盐、白砂糖、
　　　　酱油、葱花、辣椒末、香油、淀粉、油、料酒适量。

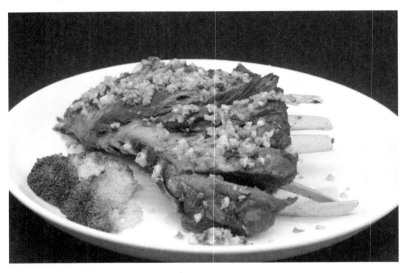

▶ **制作方法**　将羊排沿骨头走向划开，然后放入水中，加料
酒，浸泡半天去膻味；然后捞出、控干羊排，用盐、糖、酱油、香
油、淀粉、油、料酒腌 2 小时至入味；烧红油锅，爆香蒜头，放羊
排一起爆炒；等羊排炒至五分熟，加入砂仁 15 克，继续爆炒；炒
好的羊排中加适量水，一起放入砂锅中焖煮 15 分钟，直至羊排酥
软，撒上葱花、蒜末、辣椒末，淋上热油即可上碟。西兰花洗净，
开水烫熟摆盘。

▶ **功 效** 温中健脾、补肾壮阳、益气养血。

▶ **适用人群** 食欲不佳、体质瘦弱、腰膝酸软、阳痿等人群。

▶ **注意事项** 感冒发热及宿有内热患者不宜服用；每日羊肉食用量不宜超过 150 克。

▶ **药膳漫谈** 羊为火畜，能补命门相火，最适宜冬季食用。羊肉体润肉肥，能补益人体肌肉、血液的不足，名医李东垣曾将羊肉补血的功效比肩人参补气的功效。羊肉能温中健脾、补肾壮阳、益气养血，对食欲不佳、体质瘦弱、腰膝酸软、阳痿等人群均具有良好的疗效。砂仁能温中化湿、健胃消食，从而促进人体对营养物质的吸收。冬季寒冷，阳退阴生，素体阳虚的人群容易出现怕冷、手脚冰凉、小便清长、淋漓不尽、夜尿多、大便稀溏、面色无华、精神萎靡、性功能减退等症状，而砂仁羊排可补肾壮阳。

粟米羊肉粥

原　料：羊肉 250 克，粟米 100 克，食盐、陈醋、花椒、葱花适量。

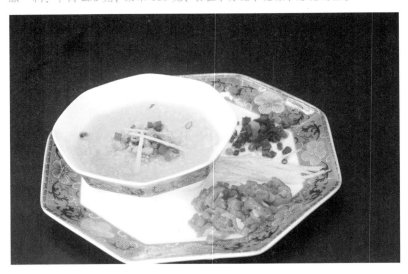

▶制作方法 将羊肉、粟米洗净切碎后，放入锅中，加入适量水，大火烧开转小火焖煮，待快熟之时，加入适量食盐、陈醋、花椒、葱花，再稍稍焖煮即可食用。

▶功　效 补益气血、益肾填精。

▶适用人群 易疲劳、少气懒言、面黄肌瘦、头晕、汗多、纳差、阴茎勃起功能下降、射精过快、不育之人。

▶注意事项 感冒发热及宿有内热患者不宜服用；每日羊

肉食用量不宜超过 150 克。

▶ **药膳漫谈** 粟米羊肉粥出自《太平圣惠方》。部分男性常会有气血不足的现象，这与现代社会压力较大、熬夜、过度的体力劳动等大量消耗性的活动有关，而气血严重不足还可导致不育。因此，在备育期间，则需要调补气血，让气血达到一个较充盈的状态，以提高生育概率。

气血不足者会有什么样的表现呢？气血不足，大多会出现易疲劳、少气、面色淡白或者面黄肌瘦等情况，甚则出现头晕、汗多、没力气等症状。长期熬夜、从事高强度体力劳动或脑力劳动、饮食摄入少之人，则容易出现气血不足。粟米羊肉粥便是一道补益气血的佳品。粟米味咸而性微寒，可益气和胃、滋阴清热；羊肉味甘而性温，能补养精血。二者结合，粟米可制羊肉之过温，羊肉可制粟米之伤阳，共奏补益气血之功。粟米羊肉粥不仅能补益气血，而且兼有温补肾阳之能。凡气血不足者正值备育之际，以及因气血不足、肾阳虚出现性功能障碍的男性患者可适当食用此粥，以促进身体恢复。

红酒炖牛尾

原　料：牛尾500克，红酒1瓶，鸡汤500克，胡萝卜1根，番茄1个，胡椒、盐、番茄酱、葱花、生姜、大蒜、料酒适量。

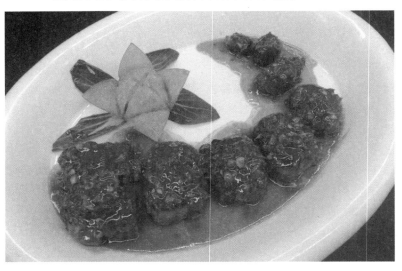

▶ **制作方法** 胡椒、盐腌制牛尾30分钟，胡萝卜、番茄切块。清水中加入葱花、生姜（2片），倒入料酒，放入洗净的牛尾，用大火将水烧开，出现浮沫后捞出牛尾，用清水反复冲洗干净。另起一锅加入少许油，焯过水的牛尾下油锅煎香两面，放入番茄一起翻炒；然后倒入红酒没过牛尾表面，加入番茄酱、姜、大蒜，用大火将汤汁烧沸炖煮，15分钟后加入鸡汤，然后加盖用中小火慢慢炖1.5小时；锅中汤汁减少到一半，且用筷子扎牛尾感觉很柔软时，放入胡萝卜，加入盐，再加盖炖20分钟，或者汤汁收浓即可。

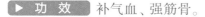 **功 效** 补气血、强筋骨。

适用人群 一般人群。

注意事项 食用后请勿驾车。

药膳漫谈 红酒是世界卫生组织推荐的十大健康食品之一。适量饮用红酒对人体健康有益，可以保护血管、防止动脉硬化、降低胆固醇。牛尾能补气养血、强筋骨，益肾胃之气，含有大量维生素 B_1、维生素 B_2、维生素 B_{12}、烟酸、叶酸，营养丰富。红酒炖牛尾气味馥郁醇香，色泽红润诱人，口感柔软绵长。老年男性食用本药膳有助于延年益寿，中青年男性食用能强身健体。

杜仲腰花

原　料：杜仲15克，猪腰子250克，西芹50克，葱花、生姜、花椒、白糖、
　　　　味精、醋、酱油、淀粉、料酒适量。

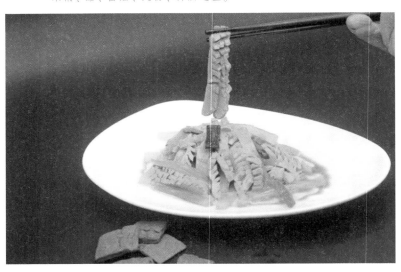

　　▶**制作方法** 将猪腰子洗净，片去腰臊筋膜，切成腰花。杜
仲加清水浸泡30分钟，武火烧开，文火熬成浓汁，姜切片，葱切
段，白糖、味精、醋、酱油和淀粉兑成滋汁。将锅置武火上烧热，
放入花椒、生姜、葱花、腰花、西芹、药汁、料酒，迅速翻炒，再
放入滋汁，颠锅即成。

　　▶　**功　效** 补肝肾、健筋骨、降血压。

　　▶**适用人群** 一般人群，尤其适合肾虚腰痛、步履不坚、阳

痿、遗精、眩晕、尿频、老年耳聋、高血压患者。

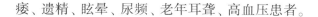

▶ **注意事项** 大剂量服用杜仲容易出现头晕、乏力、心悸、嗜睡等症状，因此每次服用杜仲的剂量不宜超过 15 克。

▶ **药膳漫谈** 杜仲是名贵的滋补药材，具有补肝肾、治腰脊酸疼、足膝痿弱、降血压、安胎的功效，是高质量的天然降血压药物之一。杜仲还对免疫系统、内分泌系统、中枢神经系统、循环系统和泌尿系统有着不同程度的调节作用，具有十分独特的"六抗"和"三降"作用，"六抗"包括抗炎、抗菌、抗病毒、抗疲劳、抗衰老、抗肿瘤，"三降"包括降血糖、降血脂、降血压。因此，杜仲非常适合同其他食材制作成保健食物食用。杜仲腰花是一道补肝肾、健筋骨、降血压的药膳，适用于肾虚腰痛、步履不坚、阳痿、遗精、眩晕、尿频、老年耳聋、高血压等疾病的治疗。科教人员和企业白领的脑力劳动强度大，生存压力大，长期伏案、缺少运动，容易出现腰肌劳损和血压偏高，故非常适合食用杜仲腰花。

陈皮牛肉丸

原　料：牛肉 500 克，去皮的荸荠 100 克，新会陈皮 1 片，生姜、生抽、料
　　　　酒、食盐、胡椒粉适量。

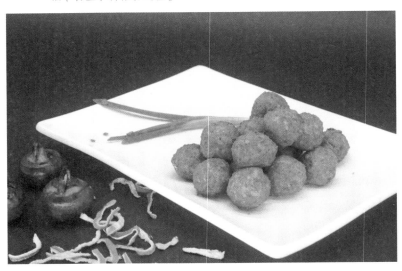

▶ **制作方法** 将牛肉、去皮的荸荠剁碎备用，陈皮用水泡软
后剁碎备用，生姜切碎备用，随后往牛肉中加入生姜末、陈皮碎、
荸荠碎，并加入胡椒粉、生抽、料酒以及少量水，用筷子沿同一
方向打匀至起胶，随后将肉馅挤出丸子形状。锅中放油，油温至
五成热时，将牛肉丸入锅中炸熟即可。

▶ **功　效** 补脾胃、益气血、强筋骨。

▶ **适用人群** 一般人群，尤其适合脾胃虚弱、内有湿邪的

人群。

▶ **注意事项** 自然死亡、病死牛的肉不可食用。阴虚、出血者不宜食用。

▶ **药膳漫谈** 从五行上看，牛在畜属土，性顺缓和，牛肉补气，与黄芪同功，能补脾胃、益气血、强筋骨，可用于治疗脾胃虚弱、气血不足、虚劳羸瘦、腰膝酸软、消渴、吐泻、痞积、水肿等疾病。陈皮能理气健脾、燥湿化痰，用于治疗脘腹胀满、食少吐泻、咳嗽痰多。现代研究发现，陈皮还能促进消化、增强心脏收缩力、祛痰、平喘、增强免疫力、抗炎。陈皮可以健脾开胃，兼能行气，而荸荠则能清利湿热，二者都能解肉之油腻，并丰富肉类的口感，二者与牛肉配合时，一浓一淡，恰到好处，既可健脾、补益气血，又可行气利湿，特别适合脾胃虚弱、内有湿邪的人群食用。陈皮牛肉丸肉质鲜嫩，酥而不腻，馥郁芳香。

菟丝子红糖粥

原　料：粳米 100 克，菟丝子 30 克，红糖适量。

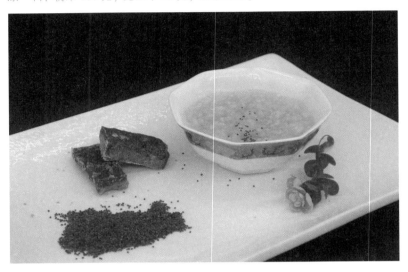

▶ 制作方法　先将菟丝子放水里浸泡 15 分钟，然后换水洗净后放入砂锅里，倒入适量清水，煮半小时，去渣取汁备用；粳米洗净，同煎好的菟丝子汁一起倒入锅里，再倒入一些清水，武火煮开，然后文火煮半小时，等粥快熟的时候，加入红糖即可。

▶ 功　效　补肝益肾、固精缩尿、明目。

▶ 适用人群　遗精、腰酸疲劳、双目干涩、视物模糊之人。

▶ 注意事项　阴虚火旺、阳强、大便燥结者，以及 14 岁以下人群不宜服用。

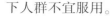 菟丝子能补肝益肾、固精缩尿、明目、止泻，适用于阳痿遗精、尿有余沥、夜尿频数或遗尿、腰膝酸软、目昏耳鸣、脾肾虚泻等疾病。现代研究发现，菟丝子还能显著增加性腺重量，促进性激素分泌，兴奋下丘脑—垂体—性腺轴，增强免疫力，抗肝损伤，防治心肌缺血，增强造血功能。菟丝子补而不峻，温而不燥，平补阴阳，补不足，益气力，肥健人，于滋补之中，宣通百脉，温运阳和，为滋补心、肝、肾之圣药。一般人群皆可日常食用菟丝子粥，能养肝明目、补肾抗衰、增强免疫力。

黑豆补虚丸

原　料：黑豆 500 克，猪油适量。

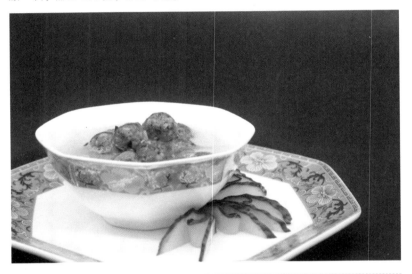

▶ **制作方法** 将黑豆加水煮烂，配合猪油做成小丸子，每次用低度米酒（也可用淡盐水）配合服用。

▶ **食用方法** 每次 10 克，用低度米酒（也可用淡盐水）配合服用。

▶ **功　效** 补肾填精。

▶ **适用人群** 畏寒、疲乏、记忆力下降、专注力差、头晕、面黄肌瘦、纳差、皮肤干燥、精少之人。

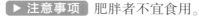 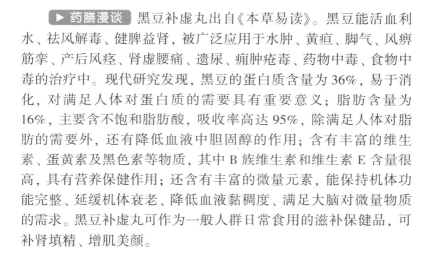

▶ **注意事项** 肥胖者不宜食用。

▶ **药膳漫谈** 黑豆补虚丸出自《本草易读》。黑豆能活血利水、祛风解毒、健脾益肾，被广泛应用于水肿、黄疸、脚气、风痹筋挛、产后风痉、肾虚腰痛、遗尿、痈肿疮毒、药物中毒、食物中毒的治疗中。现代研究发现，黑豆的蛋白质含量为36%，易于消化，对满足人体对蛋白质的需要具有重要意义；脂肪含量为16%，主要含不饱和脂肪酸，吸收率高达95%，除满足人体对脂肪的需要外，还有降低血液中胆固醇的作用；含有丰富的维生素、蛋黄素及黑色素等物质，其中B族维生素和维生素E含量很高，具有营养保健作用；还含有丰富的微量元素，能保持机体功能完整、延缓机体衰老、降低血液黏稠度、满足大脑对微量物质的需求。黑豆补虚丸可作为一般人群日常食用的滋补保健品，可补肾填精、增肌美颜。

补虚正气粥

原　料：蜜炙黄芪 30 克，人参 3 克，粳米 100 克，白糖适量。

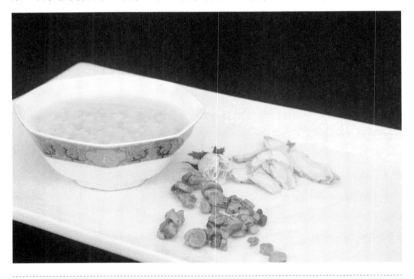

▶ 制作方法 将蜜炙黄芪、人参切成薄片，用冷水浸泡半小时后放入砂锅煎沸，改用小火炖成浓汁，取汁后，再加第二次水煎取汁，去药渣。将两次煎药液合并，分成两份，于每日早、晚同粳米加水适量煮粥。粥成后，入少量白糖，稍煮即可。

▶ 食用方法 每日 1 剂，3~5 天为 1 个疗程，间隔 2~3 天后再服。

▶ 功　效 补中益气。

▶ **适用人群** 纳食差、畏寒、精神不振、头昏沉、心慌气短、大便溏、小便无力、小便清长之人。

▶ **注意事项** 外感发热者不宜服用。

▶ **药膳漫谈** 补虚正气粥出自《圣济总录》。现代人物质丰盈，很容易吃太多太杂，因而易损伤脾胃；或因节食，或因妄食，伤及脾胃。脾胃为气血生化之源，脾胃功能好，不仅纳食和消食功能强，而且可源源不断地从每日的食物中化生气血。脾胃运化功能变弱，往往会出现食欲不振、气血不足、心慌气短、自汗等。如能健运脾胃，补足气血，身体可恢复如常。补虚正气粥就是一款能健脾益气、和胃补虚的粥品。粥中使用蜜炙黄芪，补气效果虽被削弱，但其得蜜之助，"走"的特性虽被牵制，健脾之功效却更加显著；人参大补元气，有补气生血之效；粳米有和胃之功。三者相配，健康人食用可强身健体，脾胃虚弱者食用可养胃。

芝麻黑豆糊

原　料：芝麻 100 克，黑豆 100 克，砂糖 15 克。

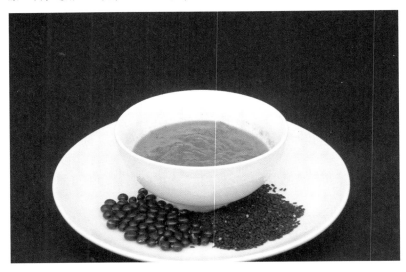

▶ **制作方法** 黑豆浸泡一晚备用，将芝麻用干净的锅炒香、炒熟，破壁机中加入 1000 毫升水，将芝麻、黑豆打碎，加入适量砂糖，煮熟即可。

▶ **功　效** 补肾生发。

▶ **适用人群** 眩晕、眼花、视物不清、腰酸腿软、耳鸣耳聋、发枯发落、头发早白、记忆力减退之人。

▶ **注意事项** 脾虚泄泻者不宜食用。

▶ **药膳漫谈** 年轻人出现脱发和记忆下降，而这些表现往往是耗伤阴精所致。肾主志，其华在发，伤及肾精，则易出现脱发和记忆力下降等症状。熬夜、过度思虑，甚至过度纵欲都是诱发先天之阴精销铄的重要原因。黑豆芝麻糊，口感浓郁，制作简单，黑豆和黑芝麻均能填补阴精，一般人群皆能日常食用以保健强身。

杜仲寄生茶

原　料：杜仲粉、桑寄生粉各 5 克。

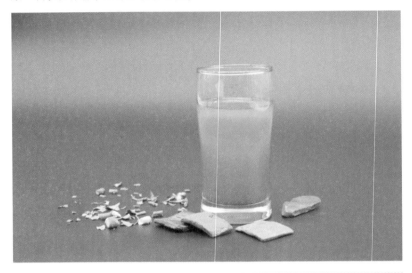

▶ **制作方法** 取杜仲粉、桑寄生粉各 5 克，用 95℃ 水冲饮。

▶ **功　效** 补肝肾、强筋骨、降血压。

▶ **适用人群** 高血压人群及肝肾虚弱、耳鸣眩晕、腰膝酸软者。

▶ **注意事项** 杜仲每日服用剂量不宜超过 15 克。

▶ **药膳漫谈** 杜仲能补肝肾、强筋骨。现代研究发现，杜仲还能降血压、增强免疫功能、兴奋垂体-肾上腺皮质系统、抗衰老、促进成骨细胞增殖。桑寄生不仅能祛风湿、补肝肾、强筋骨，还能降血压、减缓心率、利尿、抗微生物。杜仲寄生茶能补肝肾、降血压，可用于高血压且有肝肾虚弱、耳鸣眩晕、腰膝酸软者。

龙眼桑椹子酒

原　料：桑椹子、龙眼肉各 120 克，低度米酒 2 升。

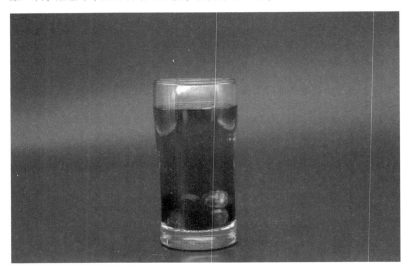

▶ **制作方法** 桑椹子、龙眼肉各 120 克，浸于 2 升低度米酒密封，经 10 天后开封即可饮之（若想口感更佳，效果更好，可密封 100 天后打开饮用）。

▶ **服用方法** 口服，每日 2 次，每次 15~30 毫升。

▶ **功　效** 滋补肝肾、补益心脾。

▶ **适用人群** 腰膝酸软、须发早白、耳鸣、口干、阴茎勃起功能下降、心悸、疲乏、记忆力下降、入睡困难、睡时易醒之人。

▶ **注意事项** 痰火、阴虚、失血、湿热者禁服。饮酒后禁止驾车。

▶ **药膳漫谈** 龙眼肉营养丰富，是名贵的高级滋补品，能补益心脾、养血安神，用于治疗气血不足、心悸怔忡、健忘失眠、血虚萎黄等疾病。桑椹子是药食同源的补益药，既是水果，也是药物，能滋阴养血、生津、润肠，增强人体免疫力。龙眼桑椹子酒口感香醇，能补肝肾、益气血、增强人体免疫力，且配制方法简单，因而广受大众喜爱。凡肝肾亏虚、气血不足而出现腰膝酸软、须发早白、耳鸣、口干、头晕眼花、双目干涩、易疲劳、失眠多梦等症状的成年人群均可服用。

三仙酒

原　料：米酒 5 千克，龙眼肉 500 克，桂花 50 克，冰糖 100 克。

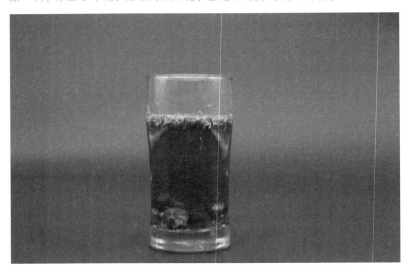

▶ **制作方法**　取米酒 5 千克，配龙眼肉 500 克，桂花 50 克，冰糖 100 克，密封，待 1 个多月后即可饮用。密封时间越久，口感越好。

▶ **服用方法**　口服，每日 2 次，每次 15~30 毫升。

▶ **功　效**　补血安神。

▶ **适用人群**　出现疲乏、记忆力下降、专注力差、头晕、生殖功能减退等症状的亚健康人群。

▶ **注意事项** 阴虚、失血、湿热者禁服。饮酒后禁止驾车。

▶ **药膳漫谈** 三仙酒出自《串雅外编》。工作强度大，过度劳累，时常熬夜，加之不容易得到好的休息，可伤及精血，导致身体出现一系列精血不足的表现，如疲乏、记忆力下降、专注力差、头晕等，较严重者，还会出现生殖功能减退。如欲治疗，需大补精血。

在长期疲劳时，可尝试在疲劳时小饮一杯三仙酒，其度数不高，且有补血奇效，还可温阳通脉。加之桂花有活血功效，可在滋补的基础上增加舒筋活络之能，清除劳累之人体内之瘀，使人精神焕发。

枸杞子酒

原　料：枸杞子 200 克，低度米酒 2 升。

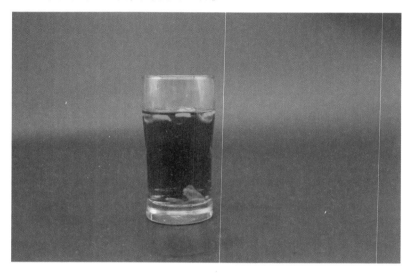

▶ **制作方法** 枸杞子 200 克，浸于 2 升低度米酒，密封，经 10 天后开封即可饮用(如想口感更佳、效果更好，可密封 100 天后打开饮用)。

▶ **服用方法** 口服，每日 2 次，每次 15~30 毫升。

▶ **功　效** 滋补肝肾、益精明目。

▶ **适用人群** 腰膝酸软、须发早白、耳鸣、口干、阴茎勃起功能下降之人。

▶注意事项 阴虚、失血、湿热者禁服。饮酒后禁止驾车。

▶药膳漫谈 枸杞子能滋补肝肾，益精明目，常用于虚劳精亏、腰膝酸痛、眩晕耳鸣、阳痿遗精、内热消渴、血虚萎黄、目昏不明等疾病的治疗。现代研究发现，枸杞子还能增强免疫力、延缓衰老、抗肿瘤、降血脂、保肝、抗脂肪肝、促进造血、抗遗传损伤、降血糖。枸杞子酒性质平和，适合长期少量饮用，可补肾之阴，亦可益肝之血，每日小酌一盏，能让身体更加强壮。

女贞子酒

原　料：女贞子 250 克，低度米酒 700 克。

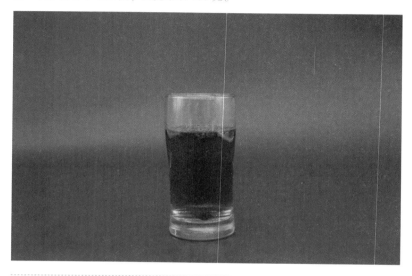

▶ 制作方法 女贞子研碎后浸于低度米酒，密封，经 10 天后开封即可饮用(如想口感更佳、效果更好，可密封 100 天后打开饮用)。

▶ 服用方法 口服，每日 2 次，每次 15~30 毫升。

▶ 功　效 补肝肾，明目乌发。

▶ 适用人群 腰膝酸软、须发早白、耳鸣、口干、阴茎勃起硬度下降之人。

192

▶ **注意事项** 阴虚、失血、湿热者禁服。饮酒后禁止驾车。

▶ **药膳漫谈** 女贞子酒出自《本草纲目》。女贞子能滋补肝肾、明目乌发，适用于肝肾阴虚、眩晕耳鸣、腰膝酸软、须发早白、目暗不明、内热消渴、骨蒸潮热等疾病。现代研究发现，女贞子还能抗炎、增强免疫力、抑制变态反应、降血脂、防止动脉粥样硬化、改善脑和肝脏脂质代谢、降血糖、保肝、促进造血、抗诱变、抗氧化。女贞子酒口感醇香，一般成年人群均可饮用，能保健强身、延年益寿。

附录

常用食材药性

【荞麦】味甘、酸，性微寒，归脾、胃、大肠经。有消积宽肠的作用，且可针对白浊（即精浊）病。

【粟米】味咸，性微寒，归脾、胃、肾经。主食积，小便不利。

【黑芝麻】味甘，性平，归肺、脾、肝、肾经。可补肾益气，填髓壮骨，润肠，久病体虚者可多用，属于补肾万金油级别的食材。

【黑大豆】味甘，性平，归肾、脾、心经。有补肾利水之功。

【豌豆】味甘，性平，归脾、胃经。有利尿除湿之能，对尿闭有较好的治疗效果。

【豇豆】味甘、咸，性平，归脾、肾、胃经。有健脾利湿，补肾涩精之功，可治疗遗精、尿频、白浊等疾病，亦属于男科膳食万金油搭配中的一种。

【赤小豆】味甘、辛、酸，性平，归心、脾、小肠经。可利水消肿，清热解毒，消痈排脓。

【薏苡仁】味甘、淡，性微寒，归肺、脾、胃、肾经。有健脾益胃，利水消肿，清热排脓之功。

【白菜】味甘，性平，归胃、大肠、小肠、膀胱经。有养胃止渴、利尿下气之能，对食积、热淋有很好的治疗效果。

【黄瓜】味甘，性凉，归肺、脾、胃经。有清热利水，解毒利咽之功。

【茄子】味甘，性凉，归脾、胃、大肠经。有清热消肿、活血止痛、宽肠利气之能，适用于热毒所致的阴囊瘙痒。

【藕】味甘，性寒，归心、脾、胃经。可清热止血，凉血散瘀，生津止渴，治疗热淋尿血。

【大蒜】味辛，性温，归脾、胃、肺、大肠经。有温中行滞，解毒杀虫之功。多作辅料。

【生姜】味辛，性温，归肺、脾、胃经。有解表散寒，温中止呕，化痰止咳，解鱼蟹毒之能。多作辅料。

【青椒】味辛、甘，性温，归心、脾、胃经。可温胃消食，散寒除湿。

【山药】味甘，性温，归心、肺、脾、肾经。有补脾益气、强筋壮骨、安神益智之能，对阳痿、遗精有着较好的效果。

【绿豆芽】味甘，性凉，归心、肝、三焦经。能清热解毒、利尿消暑。

【苦瓜】味苦，性寒，归心、肺、脾、肝经。清暑（热）止渴，明目解毒，可针对阴虚火旺而淫欲妄动出现阳痿者。

【丝瓜】味甘，性微寒，归肺、肝、胃、大肠经。有清热化痰、凉血解毒，下乳通便，利尿消肿之能。

【辣椒】味辛，性热，归心、脾、胃经。可温中散寒，健胃消食。

【南瓜】味甘，性温，归肺、脾、胃经。可补中益气，解毒消肿，脾胃虚弱者可多食。

【韭菜】味辛，性温，归肝、肾、胃经。可温阳补虚，理气行血，固精气。

【空心菜】味甘，性寒，归心、肝、肾经。有解毒利水，补血下胎之能，主治热淋、心血不足者。

【西葫芦】味甘、淡，性凉，归肺、肾、膀胱经。可清热利尿消肿散结，针对热淋、烦躁不寐均有很好的疗效。

【雪里蕻】味甘、辛，性温，归肺、胃、肝经。可宣肺祛痰，开胃消食，温中利气，明目利膈，可治疗老年性便秘(更年期便秘)。

【百合】味甘、微苦，性微寒，归心、肺、大肠经。可清心安神，养阴润肺，通利二便，阴虚者可多用。

【茭白】味甘，性寒，归肺、肝、脾、胃经。可清热解毒，除烦止渴，利尿通便。

【扁豆】味甘、淡，性平，归脾、胃、肺、胆、三焦经。可健脾化湿消暑。

【刀豆】味甘，性温，归胃、大肠、肾经。可温中降逆，补益肾元，用于虚寒证。

【金针菜(黄花菜)】味甘，性凉，归心、肺、脾经。可利湿解毒，宽胸解郁，清心安神。

【平菇】味甘，性微温，归肺、大肠经。可补脾除湿，舒筋通络。平菇不虚，无所禁忌。

【香菇】味甘，性平，归肝、胃经。可扶正补虚，健脾开胃。

【银耳】味甘、淡，性平，归肺、胃、肾经。可润肺养胃，化痰止咳，强心益智。

【马铃薯】味甘、淡，性平，归脾、胃经。可健脾益胃，润肠通便。

【甘薯】味甘，性平，归脾、肾经。可健脾益气，补肾益阴。

【胡桃仁】味甘，性温，归肺、肾、肝经。可温肺定喘，补肾固精，润肠通便(注：胡桃仁可治疗石淋)。

【山核桃】味甘，性温，归肺、肾、肝经。可补益肝肾，纳气平喘。

【开心果】味辛、甘、微涩，性温，归脾、肾、大肠经。可温肾助阳，暖脾止痢（注：针对阳痿早泄）。

【栗子】味甘、微咸，性温，归肾、脾、胃经。可健脾养胃，补肾强筋，活血止血，消肿散结。

【猪肉】味甘、咸，性寒，归脾、肾经。可滋补肝肾，对阴液不足、热病伤津者效良。

【猪肚】味甘，性温，归胃经。可补虚损，健脾胃，止消渴。

【猪肾】味咸，性平，归肾经。可滋补肾阴，利水，对肾阴虚者效果很好。

【猪蹄】味甘、咸，性平，归肝、胃经。可补益气血，托疮毒，填肾精，强腰脚。

【鸡肉】味甘，性温，归脾、胃经。可益五脏，补虚损，健脾胃，益精髓。主虚劳。

【乌骨鸡】味甘，性平，归肝、肾、肺经。可补肝肾，益气血，清虚热，对骨蒸劳热、遗精、滑精、体质虚弱者均有较好的治疗效果。

【牛肉】味甘，性温，归脾、胃经。可补脾胃，益气血，用于脾胃虚弱、气血不足、虚劳羸瘦者。

【羊肉】味甘，性温，归脾、胃、肾经。可补中益气，温中壮阳，对阳虚者尤宜。

【鸭肉】味甘、微咸，性凉，归肺、脾、肾经。可滋阴利水，对阴虚火旺者尤宜。

【泥鳅】味甘，性平，归脾、肝、肾经。有益气调中、利湿退黄、补肾壮阳之能，针对阳痿者效强。

【海参】味甘、咸，性平，归脾、胃、肾经。可补肾益精，壮阳，润燥，养血止血，利尿。适用于肾阳不足之阳痿、早泄、遗精、小便频数者，治虚劳，亦可用于肾精不足者。

【鳖】味甘、咸，性寒，归肝、脾、肾经。可滋阴凉血，补虚调中，消癥散结，针对肾阴虚、阴虚骨蒸、虚劳者效良。

【燕窝】味甘，性平，归肺、胃、肾经。有养阴润燥，益气补中，化痰止咳的功效，适用于久病虚损、肺痨咳嗽、痰喘、咯血、吐血、噎逆反胃、体弱遗精、小便频数者。

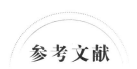

[1]柴可夫，马纲. 中国食材考[M]. 北京：中国中医药出版社，2013.

[2]谢梦洲. 中医药膳学[M]. 北京：中国中医药出版社，2016.

[3]朱红霞. 防治男科疾病药膳[M]. 北京：中国医药科技出版社，2012.

[4](明)兰茂. 滇南本草[M]. 北京：中国中医药出版社，2013.

[5](明)卢和. 食物本草[M]. 北京：中国中医药出版社，2015.

[6]汪昂原. 本草备要[M]. 北京：人民军医出版社，2007.

[7]郝振江. 金牌川菜[M]. 南京：江苏凤凰科学技术出版社，2016.

[8]佳美清真编委会. 佳美清真菜[M]. 长春：吉林科学技术出版社，2017.

[9](汉)张仲景. 金匮要略[M]. 北京：中国医药科技出版社，2018.

[10](清)王士雄. 艺文丛刊：随息居饮食谱[M]. 杭州：浙江人民美术出版社，2018.

[11]罗家霖. 中国茶书[M]. 2版. 北京：中国青年出版社，2015.

[12]戴桂宝，王圣果. 烹饪学[M]. 杭州：浙江大学出版社，2011.

[13]中医研究院研究生班. 黄帝内经·素问注评[M]. 北京：中国中医药出版社，2011.

[14]中国中医科学院研究生院. 黄帝内经·灵枢注评[M]. 北京：中国中医药出版社，2011.

[15]彭铭泉. 男性疾病药膳[M]. 西安：世界图书出版西安公司，2006.

［16］喻婷，刘志勇. 旴江医家龚廷贤药膳食疗学术思想探析［J］. 江西中医
药，2017，48（7）：5-7.

［17］国华. 来款精致的宫廷药膳下午茶［J］. 中医健康养生，2020，6（2）：
9-11.

［18］（明）陈实功. 外科正宗［M］. 北京：人民卫生出版社，2007.

［19］（明）龚廷贤. 万病回春［M］. 北京：人民卫生出版社，2007.